Rob Delaney

Die Bedeutung eines Lebens

ROB DELANEY

Die Bedeutung eines Lebens

Über den Tod meines kleinen Sohnes

Aus dem Englischen
von Corinna Rodewald

allegria

Wir verpflichten uns zu Nachhaltigkeit
- Papiere aus nachhaltiger Waldwirtschaft und anderen kontrollierten Quellen
- Druckfarben auf pflanzlicher Basis
- ullstein.de/nachhaltigkeit

Die Originalausgabe dieses Buches erschien 2022 unter dem Titel *A Heart that Works* bei Coronet Books, einem Imprint von Hodder & Stoughton, Hachette UK.

MIX
Papier | Fördert gute Waldnutzung
FSC® C014496

Allegria ist ein Verlag der Ullstein Buchverlage

ISBN: 978-3-7934-2458-1

Satz: Pinkuin Satz und Datentechnik, Berlin
Gesetzt aus der Adobe Garamond Pro
Druck und Bindearbeiten: GGP Media GmbH, Pößneck

Für Henrys Mama

»A heart that hurts is a heart that works«

– Juliana Hatfield, »Universal Heart-Beat«

»Entschuldigen Sie diesen Kummerschwall;
diese nutzlosen Worte können nur ein geringer Tribut
an Henry und seinen unvergleichlichen Wert sein,
doch meinem Herzen, das beim Gedenken an ihn
vor Schmerzen überquillt, spenden sie Trost.
Ich werde mit meiner Geschichte fortfahren.«

– Mary Shelley, »Frankenstein«

1

Ich gehe jetzt fast täglich in einem See bei uns in der Nähe schwimmen. In London gibt es überall verstreut Seen in allen Größen, und ich habe das Glück, nah genug an zweien davon zu wohnen, sodass ich nur eine kurze Strecke laufen oder mit dem Fahrrad zurücklegen muss, um in ein natürliches Gewässer einzutauchen. Mein Lieblingssee wird von der Stadt verwaltet, und wenn man an einer kurzen Unterweisung teilnimmt, acht Pfund hinblättert und eine orangefarbene Badekappe aufsetzt, darf man sich nach Herzenslust darin austoben. Der See ist ungefähr anderthalb Kilometer im Durchmesser, und drumherum stehen sowohl Plattenbauten als auch neuere, schickere Wohngebäude. Einmal flog ein Reiher mit einem toten Frosch im Schnabel über mich hinweg, während ich schwamm. Als ich nach Hause kam und meinem vier Jahre alten Sohn davon erzählte, fing er an zu weinen, denn der Frosch war anscheinend sein Freund gewesen.

Hättet ihr mir vor fünf Jahren gesagt, dass ich

eines Tages regelmäßig in einem anderen Gewässer als dem Ozean schwimmen würde, hätte ich euch nicht geglaubt. Ich bin am Meer aufgewachsen und habe immer so viel Zeit wie möglich am Strand verbracht oder bin in einem Segelbötchen um die kleinen Inseln vor Marblehead, Massachusetts gesegelt. Das Meer stellte also kein Problem für mich dar, aber vor Seen und Teichen hatte ich fast mein ganzes Leben lang Angst. Ehrlich gesagt konnte ich mich nicht mal mit Schwimmbecken anfreunden.

Vielleicht weil es kein Rätsel wäre, sollte mich im Meer etwas umbringen. Die Todesursache wäre »Haiangriff« oder »von betrunkenen Jugendlichen in Motorboot erfasst und von Propeller zerfetzt«. Das wäre zwar grausam, aber direkt verständlich. Sollte ich hingegen in einem See oder Teich zu Tode kommen, hieße das BESTENFALLS, dass empfindungsfähige Ranken sich vom Grund emporgeschlängelt und um meine Beine und meine Taille gewunden hätten, um mich in die Tiefe zu ziehen, und ich nicht einmal hatte schreien können, weil sie sich mir auch um den Hals geschlungen und mir den Kehlkopf zerquetscht hätten. Wahrscheinlicher jedoch hätte der aufgedunsene Zombie-Kadaver eines ermordeten Briefträgers mir eine verrostete Handschelle um den Knöchel gelegt und mich hinabgezerrt, um sich bis in alle Ewigkeit mit mir zu vermählen.

Besser, man wusste, womit man es zu tun hatte – in meinem Fall Haie und betrunkene Jugendliche. Vermutlich dachte ich, im Meer zu sterben, wäre ganz einfach der Preis, den man zahlte, wenn man dort unterwegs war. In einem See zu sterben, bedeutete hingegen, dass man von jemandem oder etwas umgebracht wurde, dem es Lust bereitete, die gurgelnden Schreie seines Opfers zu hören.

So verrückt mein Glaubensgefüge für einen Wassertod auch war, es war meins, und ich blieb ihm jahrzehntelang treu. Ich glaubte inbrünstig daran und machte davon abhängig, ob ich schwimmen ging – oder eben nicht. Meine Frau Leah war dagegen in der Nähe zahlreicher Seen, Teiche und Flüsse aufgewachsen, und ihre Mutter hatte das Schwimmteam an ihrer Highschool trainiert. Leah schwamm überall, zu jeder Zeit. Sie ging sogar – haltet euch fest – im *Winter* schwimmen. Ich hatte von Leuten gehört, die das taten; zum Beispiel in Norwegen kurz ins Wasser springen, wenn direkt neben dem Loch im Eis die Sauna steht, oder ein ähnlich kurzes Eintauchen an Neujahr in Maine, wenn direkt am Ufer das Auto mit laufendem Motor und aufgedrehter Heizung wartet. Dass es allerdings Menschen gab, die im Winter regelmäßig und ohne Neoprenanzug in einem natürlichen Gewässer schwammen, war mir nicht klar gewesen. Ich war davon ausgegangen, dass man sich augenblicklich eine Bronchitis oder eine Lungenentzündung holte, wenn man sich länger als ein paar Sekunden in kaltem Wasser aufhielt, und dass man am besten vorab im Krankenhaus Bescheid gab, damit sie ein Bett bereitstellten, nur für den Fall.

Wir wohnten noch nicht lange in London, da hatte Leah bereits eine umfassende Liste der Schwimmgelegenheiten in der näheren Umgebung aufgestellt, die sowohl beheizte als auch unbeheizte Freibäder einschloss, Badeteiche, Stauseen und sogar die Themse, wenn man widerwärtig war. »Wie schön für sie!«, dachte ich. Angst hatte ich keine um sie; der aufgedunsene Briefträger wollte schließlich nur mich. Ganz allein meinetwegen wanden sich die schleimigen Ranken probehalber um Treibholz und Otter in Vorbereitung auf den Tag, an dem ich den Mut aufbrächte, in ihre trüben Schlupfwinkel hinabzutauchen. Für alle anderen war es ungefährlich, zu schwimmen, herumzuspritzen, zu »tuben« oder sich anderweitig im Wasser zu betätigen, wenn sie das unbedingt mussten.

Leah musste unbedingt schwimmen, als unser Sohn Henry erkrankte und ins Krankenhaus kam, und oft machte sie sich morgens für eine kurze Runde auf den Weg zu einem nahe gelegenen Gewässer. Sie hatte Freundinnen und Freunde, die das ebenfalls taten, und sie schloss dadurch noch mehr

Freundschaften mit Menschen, die allesamt einen reizenden Eindruck machten. Durchgeknallt, aber reizend.

Leah wusste um meine panische Angst vor der Tiefe, aber aus irgendeinem Grund hielt sie es nicht für nötig, darauf bei einem erwachsenen Mann Rücksicht zu nehmen. Sie fragte mich also viele Jahre lang immer wieder, ob ich mitkommen wolle, woraufhin ich jedes Mal ein Leiden erfand, das nur durch ein sofortiges Nickerchen geheilt werden konnte. Während Henry krank war, hätte ich jede Menge andere Ausreden gehabt, jedoch keine Energie, um die richtigen Worte zu finden, und so zuckelten wir eines Nachmittags im Herbst zum Hampstead Heath, wo es einen See für Damen und einen für Herren gibt, und nahmen unseren lieben Henry und seine Lieblingspflegerin Angela mit. Angela blieb bei Henry, während Leah und ich uns nach Geschlecht trennten und den kurzen Weg zu unseren jeweiligen Seen zurücklegten. Ich zog mich in der Umkleidezone im Freien um. Es war kalt, um die zehn Grad, aber das störte mich nicht. Entschlossen schritt ich zum kleinen Steg, der in den See führte. Es war eine wunderschöne, idyllische Kulisse – für die meisten Menschen. Ich jedoch wusste, welches Grauen mich im Wasser erwartete. Ich sprang hinein – und kletterte so schnell wieder hinaus, dass es vermutlich aussah, als würde man ein Video abspielen und gleich darauf in derselben Geschwindigkeit zurückspulen. »Was für ein Scheiß«, dachte ich und rubbelte mich trocken. Ich gesellte mich zu Henry und Angela, und gemeinsam warteten wir am Ufer des anderen Sees, wo Leah gemächlich ihre Bahnen zog und es sichtlich genoss. Anders als ich, der doch beinahe vom Amphibien-Zombie-Priester unten auf dem Grund aufgefressen oder zumindest heftig attackiert worden wäre. Nie wieder, schwor ich mir.

Ein paar Monate nach Henrys Tod nahmen Leah und ich an einem Kurs teil, um unseren Tauchschein zu machen. Leah hatte das schon immer vorgehabt, und so schenkte ich uns den Kurs zu Weihnachten. Die ersten paar Stunden fanden in einem Freizeitzentrum in Soho statt. Schon komisch, was sich in einer so großen Stadt wie London alles nur ein paar Schritte von einem entfernt abspielt, zum Beispiel trauernde Eltern, die in einem alten Schwimmbad neben Theatern, Pubs und Fast-Food-Ketten ihren Tauchschein machen.

Wenn man tauchen lernt, beginnt man mit all dem Offensichtlichen: Zuerst liest man etwas darüber, dann lernt man, wie die Ausrüstung funktioniert, und schließlich, wie man mit seiner Tauchpartnerin kommuniziert. Aber man übt auch Situationen, in denen etwas schiefläuft, sei es, dass einem der Sauerstoff ausgeht oder dass man nichts mehr sehen kann, weil die Tauchmaske aus irgendeinem Grund beeinträchtigt ist. Für diese Übung sollten wir uns ohne Maske und mit geschlossenen Augen ein paar Minuten lang auf den Grund des Beckens setzen und anschließend blind wieder aufsteigen und uns in Sicherheit bringen. Bevor wir abtauchten, erklärte uns die Lehrerin, dass wir womöglich in Panik geraten wollen würden oder, ganz genau, womöglich tatsächlich in Panik gerieten. Ein paar der anderen hatten auch ganz offensichtlich Angst. Ich nicht.

Ich ließ mich die drei oder vier Meter hinabsinken, setzte mich im Dunkeln auf den Beckengrund und verspürte vieles, aber Angst zählte nicht dazu. Vor allem war mir überdeutlich bewusst, dass ich mich in einer Lage befand, die mich, sollte etwas schiefgehen, von einem Moment auf den anderen zu Henry bringen würde. Und das fühlte sich gut an. Natürlich war ich nicht allein dort unten, und es gab mehr als eine Lehrerin, die uns im Blick hatte, und ich vermute doch stark, dass sie den Anreiz hatten, ihre Schützlinge nicht sterben zu lassen, doch wenn man sich in totaler Finsternis unter Wasser befindet, ist man auf gewisse Weise allein, ob man dabei beobachtet wird oder nicht.

Mein Bewusstsein sagte mir: »Vier Meter unter der Wasseroberfläche und ohne Sicht bin ich dem

Tod ein ganzes Stück näher als noch vor ein paar Minuten. Mein Sohn Henry hat das mit dem Tod schon hinter sich gebracht und ist vor Kurzem gestorben. Ich werde das Mundstück nicht absichtlich rausnehmen und eine Lunge voll Wasser einatmen, aber wenn ein um sich schlagender Schüler es mir herausreißen würde und ich mit meiner Schwimmflosse in einem Abfluss hängen bleiben sollte, sodass ich in Panik gerate und Wasser einatme und sie mich nicht wiederbeleben können – tja, dann wäre das in Ordnung.« In mir brodelte etwas wie in einer Lavalampe, nur dass die blubbernde Plastikpampe in mir ein düsterer Frieden mit dem Tod war, eine Eintracht mit dem Wissen, dass mein Sohn gestorben war und mein eigener Tod bedeuten würde, dass ich durch dieselbe Tür ginge wie er. Uns würde noch etwas verbinden. Und das wäre verdammt noch mal großartig.

Hat man ein verletztes oder krankes Kind, *versucht* man nicht nur, ihm zu helfen, man wird auch von dem Glauben angetrieben, dass man ihm beim Gesundwerden helfen *kann*. Man mag nicht höchstpersönlich die Wunde säubern oder eigenhändig Medizin verabreichen – womöglich muss man das Kind in eine Praxis oder ein Krankenhaus bringen, wo die Menschen für solche Fälle ausgestattet sind und entsprechende Kompetenzen haben –, aber man glaubt, dass man selbst sein Kind an den richtigen Ort bringen wird, sei es mit dem Auto oder im Taxi oder, Gott bewahre, in einem Krankenwagen, und dass man, ist man erst einmal an diesem Ort angekommen, seinem Kind nicht von der Seite weicht, es vielleicht auf dem Schoß hält, und es dann bekommt, was es braucht. Dann braucht es vielleicht noch ein wenig Zeit, um zu verheilen, gesund zu werden, sich zu erholen, und schon bald kann man eine aufregende Geschichte erzählen.

Doch so läuft es nicht immer. Manchmal können die Krankenschwestern und Pfleger, Ärztinnen und Ärzte es nicht wieder in Ordnung bringen. Manchmal sterben Kinder. Was auch immer eurem Kind fehlt, verschlimmert sich, und erst leidet es, und dann stirbt es. Wenn es gestorben ist, beginnt sein Körper zu verwesen, und irgendwann wird es in einen schwarzen Sack verstaut, der Reißverschluss zugezogen und von einem Bestatter in einem schwarzen Wagen weggebracht. Ein paar Tage später wird euer Kind in einem Loch in der Erde begraben oder in einem Ofen kremiert, in dem seine Leiche zu Asche verbrannt wird, die ihr anschließend mit nach Hause nehmen und ins Regal stellen könnt. Ihr wünscht euch, ihr könntet euch ein Küchenmesser schnappen, es oben an der Schulter ansetzen, zustechen und es dann schräg über den Oberkörper nach unten ziehen bis zur gegenüberliegenden Hüfte. Dann würdet ihr Haut, Fett, Muskeln und Eingeweide auseinanderreißen und das Kind aufs Neue aus euch herausholen und es küssen und halten und panisch versuchen, das in Ordnung zu bringen, was ihr beim ersten Mal nicht in Ordnung bringen konntet. Doch das würde nicht funktionieren. Und so hockt ihr da wie ein stillgelegter und verfallener Bahnhof, während ein Güterzug nach dem anderen bis zum Bersten mit Schmerz beladen durch euch durchbrettert. Vielleicht entgleist einer von ihnen und explodiert, zerstört dabei den Bahnhof und tötet euch damit, und dann wärt ihr wieder mit eurem Kind vereint. Wäre das so schlimm?

Warum verspüre ich diesen Zwang, darüber zu reden, darüber zu schreiben, etwas zu verbreiten, das andere dazu bringt, etwas zu empfinden, das dem ähnelt, was ich empfinde? Was meine Frau empfindet? Was meine anderen Söhne empfinden? Wenn ich es vernünftig anstelle, wird es den anderen wehtun. Doch warum will ich anderen wehtun? (Denn das will ich.) Hat der Tod meines Sohnes mich in ein Monster verwandelt? Das liegt definitiv im Bereich des Möglichen. So etwas zu erleben, macht einen nicht zu einem Heiligen. Es macht eine Menge kaputt. Vielleicht, weil ich beruflich schreibe und auftrete, kann ich nicht anders, als zu versuchen, das Größte und Erschütterndste, was mir widerfahren ist, mit anderen zu teilen und darüber zu reden. Die Wahrheit ist, dass ich die Menschen immer noch liebe, auch wenn mein Sohn gestorben ist. Und ich glaube aufrichtig daran, ob es nun stimmt oder nicht, dass jede Person, die einen Bruchteil dessen verspürt, was meine Familie verspürt hat und noch immer empfindet, weiß, worum es in diesem Leben und auf dieser Welt wirklich geht.

Es kommt nicht selten vor, dass ich Menschen, die ich kenne und mag, bitten möchte, sich vorzustellen, wie sie ein ganz bestimmtes ihrer Kinder tot in den Armen halten. Hat man mehr als ein Kind, ist es entscheidend, dass man für dieses Gedankenexperiment eines von ihnen auswählt. Wenn ihr das hier lest und ein Kind habt, dann probiert es jetzt. Stellt euch euer Kind vor, in euren Armen. Aus mehreren Körperöffnungen kommen Schläuche, manche der Ausgänge sind natürlich, andere wurden mit dem Skalpell gemacht. Durch manche der Schläuche läuft Zeug. Es riecht. Die Körpertemperatur eures Kindes sinkt. Da ist kein Atem, es windet sich auch nicht, obwohl Kinder das doch eigentlich pausenlos machen, kein Herzschlag. Und sei es nur das: Stellt euch vor, ihr tastet nach dem Herzschlag eures Kindes und findet keinen. Nie wieder wird sein Herz schlagen. Es handelt sich nicht um einen Albtraum, aus dem ihr wieder aufwachen könnt, Defibrillation wird nichts nützen. Das Herz wird nicht mehr schlagen, denn euer Kind ist tot. Nach einer Weile wird jemand es in ein Kühlfach legen wie Sellerie, der weiß und weich wird, wenn man ihn vergisst. Habt ihr eurem Kind in der Badewanne jemals mit Shampoo lustige Hörner auf dem Kopf geformt? Das werdet ihr nie wieder tun. Hat euer Kind euch um Hilfe gebeten beim Schuhebinden oder bei den Hausaufgaben? Habt ihr es getröstet, wenn es sich das Knie aufgeschürft hat? Das wird nie wieder passieren.

Es ist unwahrscheinlich, dass ich jemals wirklich jemanden von Angesicht zu Angesicht darum bitten werde, sich das alles vorzustellen. Allein schon bei der Vorstellung muss ich lachen. Wo würden wir das denn bitte schön machen? Wahrscheinlich in einer Küche. Und würde ich dann erst mal einen Tee kochen? Auf jeden Fall verspüre ich das dringende Bedürfnis. Daran ist die Trauer schuld. Aus meiner Trauer heraus will ich es euch verständlich machen, will ich, dass ihr es versteht.

Aber statistisch gesehen könnt ihr das nicht. Ihr vergesst wieder, dass mein Sohn gestorben ist. Dann fällt es euch wieder ein. Dann vergesst ihr es wieder.

Ich vergesse es nicht. Ich wünsche mir nicht viel aus dem viktorianischen Zeitalter herbei, aber die Vorstellung, sich nach dem Tod eines geliebten Menschen ganz in Schwarz zu kleiden, erscheint mir äußerst sinnvoll. Zumindest eine Zeit lang hätte ich mir gewünscht, dass alle Menschen, selbst wenn sie mich nur auf der anderen Straßenseite oder durch ein Teleskop sehen, wissen, dass ich trauere.

2

Kürzlich bin ich über eine Excel-Tabelle gestolpert, die ich angelegt hatte, als Leah etwa im achten Monat schwanger mit Henry war. Darauf standen die Namen und Telefonnummern der Personen, die ich möglicherweise anrufen und bitten konnte, uns mit unseren Jungs Eugene und Oscar zu helfen, sobald die Wehen einsetzten. Wir kannten in London keine Personen, die uns so nahestanden, dass wir einfach sagen konnten: »Hey, kannst du dich um unsere Kinder kümmern, während Leah unser nächstes Baby auf die Welt bringt?« Es wohnten keine Großeltern, Tanten oder Onkel in der Nähe, und langjährige Freundschaften hatten wir auch keine. Zu dem Zeitpunkt lebten wir erst seit sieben Monaten in London, wir waren im September 2014 aus Los Angeles hergezogen, damit ich die erste Staffel der Sitcom *Catastrophe* drehen konnte.

Ich vermute, dass die meisten unserer Bekannten auf der Liste eingesprungen wären, um uns, wenn nötig, auszuhelfen, aber allein die Tatsache, dass ich die Liste erstellt habe, zeugt von den Sorgen, die eine sehr empfindsame Phase in einem fremden Land begleiten. Ich kann mir einfach nicht vorstellen, wie furchtbar das für Leah gewesen sein muss, auch wenn sie es mich hin und wieder noch wissen lässt. Nicht genug, dass wir in London niemanden wirklich gut kannten, als Leah kurz vor der Geburt stand, wir hatten auch keinen blassen Schimmer, wie es in einem Londoner Krankenhaus zuging. Aus dem Grund nahmen wir an der britischen Version eines Geburtsvorbereitungskurses teil, obwohl es sich bereits um Leahs dritte Schwangerschaft handelte und wir zwei Babys zuvor, bei Eugene, unserem ältesten, schon einen Kurs in Santa Monica absolviert hatten. Der große Unterschied bei dieser Schwangerschaft bestand darin, dass Leah für die Vorsorgeuntersuchungen zu einer Hebamme ging anstatt zu einer Gynäkologin, was ihr um Längen besser gefiel. Ein Hoch auf die Hebammen des staatlichen Gesundheitsdienstes NHS und die britische Methode, die Ankunft eines Neugeborenen vorzubereiten. Die Termine mit der Hebamme fanden sogar in der Kindertagesstätte statt (die gleichzeitig ein Gemeindezentrum war), in die unsere älteren Jungs unter der Woche gingen!

Wir meldeten uns außerdem im Geburtshaus des Whittington-Krankenhauses an, nur wenige Kilometer nördlich von unserer Wohnung gelegen. Auch wenn es enorme Unterschiede zwischen dem britischen und dem amerikanischen Gesundheitswesen gibt, sind manche Dinge doch genau gleich, wie die wahnsinnige Bauweise von Krankenhäusern. Sie fangen wohl als architektonisch einigermaßen sinnvolles Gebäude an, müssen mit den verstreichenden Jahrzehnten aber wachsen. Dann wird entweder ein größeres Gebäude neben das ursprüngliche gesetzt oder manchmal auch buchstäblich auf und um das ursprüngliche Gebäude herum gebaut. Es ist ENTSCHEIDEND, dass sich das neuere Gebäude in Bauweise und Zweckmäßigkeit völlig vom ursprünglichen unterscheidet, und es müssen Komponenten darin enthalten sein wie Aufzüge, die man nur erreicht, wenn man das Gebäude verlässt und an einem anderen Eingang wieder hineingeht, ebenso wie Flure, die direkt an stark frequentierten Stationen vorbeiführen, sodass man die Station sehen und hören, nicht aber betreten kann. Man wiederhole diese Vorgehensweise alle fünfundzwanzig Jahre, und schon erhält man einen Gebäudekomplex, bei dessen Anblick Frank Lloyd Wright sich im Grabe umdrehen würde.

Sobald mir klar war, dass das Whittington-Krankenhaus in Nord-London genauso psychotisch angelegt war wie das Uniklinikum in Santa Monica, in dem unsere älteren Jungs geboren worden waren, wusste ich, dass ich meinen Vaterpflichten nachkommen und ernsthaft auskundschaften gehen müsste, bevor ich eine in den Wehen liegende Leah hierherbrachte. Eines Sonntags packte ich also Eugene und Oscar ein, stieg mit ihnen in den Bus Richtung Whittington, und Leah konnte sich ausruhen. Ungelogen eine meiner liebsten Erinnerungen als Vater: wie ich oben im Doppeldeckerbus mit meinen beiden getreuen Leutnants im Schlepptau sitze, um mich mit der Strecke zum Krankenhaus vertraut zu machen. Für einen Zwei- und einen Vierjährigen war die Vorstellung, mit dem Auftrag Bus zu fahren, ihrer Mama zu helfen, die bald ein neues Geschwisterchen für sie auf die Welt bringen würde, einfach berauschend. Ihre (beinahe) gleichen blauen Jacken ließen sie aussehen wie zwei offizielle Kerlchen, die eine hochwichtige Mission erledigten.

Wir stiegen aus und hatten bereits diverse Krankenhauseingänge erkundet, als wir schließlich die Entbindungsstation fanden, die (selbstverständlich) ganz hinten raus am verdammten anderen Ende des Krankenhauses hinter mehreren Parkplätzen lag. Ich wusste, dass wir am richtigen Ort waren, als eine nette ältere Frau meine ausdrückliche und roboterhafte Frage: »Ist das hier *exakt* der Eingang, an den ich meine schwangere Frau, die in diesem Krankenhaus für die Geburt angemeldet ist, bringen muss, wenn demnächst die Wehen einsetzen?« mit »Ja« beantwortete. Zum Glück hatte ich das bestätigt, denn es handelte sich um genau die Art dunklen und unauffälligen Eingang, den ein Depp wie ich ohne Weiteres übersehen würde. Zufrieden, weil ich nun wusste, wohin ich Leah bringen musste, sobald das neue Baby sich entschloss, zu uns auf die Welt zu kommen, gingen die Jungs und ich zu einem McDonald's in der Nähe und nahmen anschließend den Bus nach Hause. Als würde es mich zu einem Helden machen, erstattete ich Leah Bericht, dass ich einigermaßen sicher war, sie nicht nur zum richtigen Krankenhaus, sondern sogar zum richtigen Eingang bringen zu können.

Keine zwei Jahre später, nachdem Henry aus dem spezialisierten Kinderkrankenhaus an der Great Ormond Street entlassen worden war, lebte er sieben Monate lang in ebendiesem Krankenhaus. Mir würden nicht nur sämtliche Eingänge überaus vertraut werden, sondern auch das weitläufige Gelände, die Parkplätze für das Personal, die Nebengebäude, in denen Erste-Hilfe-Kurse für die Allgemeinheit angeboten wurden, und noch mehr. Ich bin sicher, ich könnte aus dem Gedächtnis einen akkuraten Grundriss zeichnen.

Wenn ich richtig gezählt habe, kamen nach Henrys Tod dreizehn Schwestern und Pfleger aus dem Whittington zu seiner Trauerfeier.

Es ist wundervoll, und es tut weh. Ich denke an Henry als kleines Baby, und ich denke an ihn als

Kleinkind. Ich denke an seine typischen Gesichtsausdrücke und an seine Hände und Füße und Beine. Ich denke an seine Haare, und zwar jeden Tag. Trotz meines Ganzkörperpelzes produzieren Leah und ich ausschließlich kahlköpfige Neugeborene. Und gerade als Henry den ersten Flaum bekam, wurde der Tumor in seinem Kopf entdeckt, und die Chemotherapie fing an. Seine ersten Haare fielen wieder aus, und ich hielt seinen kahlen Kopf in den Händen und küsste ihn und spürte seine Wärme. Es war solch eine Freude, das zu tun. Als die Haare nach der Chemotherapie wuchsen, schnitten wir sie nicht, und meine Güte, waren sie schön. Lange blonde Haare, wie ein hinreißender kleiner Bankräuber aus dem Film *Gefährliche Brandung*. Ich konnte nicht genug davon kriegen, mit den Fingern hindurchzufahren und sie ihm hinter die Ohren zu streichen und einfach … Ich werde wütend, wenn ich daran denke, wie wunderschön er war, es ist so eine Unverschämtheit. Sein Haar, sein Gesicht, seine Augen, die so blau strahlten. Es ärgert mich, dass niemand ihn mehr ansehen kann. Seine Augen gehörten zu dem Wunderbarsten, was ich je zu Gesicht bekommen habe, und es kränkt mich, dass es sie nicht mehr gibt und niemand mehr in sie hineinblicken kann. So eine verdammte Scheiße.

In den Wochen vor Henrys Geburt bestellte Leah eine faltbare »Fertig-Badewanne« aus Korea. Die Wohnung, die wir kurz vor unserem Umzug nach London auf die Schnelle gemietet hatten, hatte keine Badewanne, und genau wie alle anderen schwangeren Frauen vor ihr nahm auch Leah während ihrer Schwangerschaften gern ein Bad. Zuerst suchte sie auf Webseiten für Landwirtschaftszubehör nach einem Futtertrog, der in unsere kleine Dusche passen würde. Sie verwarf die Idee aber sofort, als sie im Internet die faltbaren Badewannen aus wasserdichtem Nylon entdeckte, die aus Korea auch nach London verschickt wurden. Im Grunde genommen handelt es sich um ein kleines Behältnis aus Textil, das in einem Metallgestell hängt; wenn sie sich etwas klein macht, passt eine erwachsene Person hinein. Wenn das schon nach einem Riesenspaß klingt, hört euch das an: Die Wanne hat eine Abdeckung, die man per Reißverschluss schließen kann, sodass nur noch der Kopf herausguckt! Wie wundervoll muss es in Korea sein, wenn sie sich dort so etwas ausdenken? Ich werde diese großartige Nation für alle Ewigkeit bewundern. So kam es, dass der beinahe vollständig entwickelte Henry in Leahs Gebärmutter planschte, während Leah ähnlich beengt in ihrer zugezogenen, faltbaren koreanischen Badewanne planschte. Jedes Mal, wenn ich sie oder Eugene und Oscar darin sah, musste ich grinsen.

Wenn ich mit Leah zusammen war, grinste ich ohnehin viel. Auf einem unserer ersten Dates vor achtzehn Jahren überquerten wir gerade eine Straße in Santa Monica, als Leah abrupt an der Bordsteinkante stehen blieb, sich auf alle viere kniete und begann, die Kante »hinaufzuklettern«, ganz langsam und bedacht, als würde sie eine glatte, steile Felswand erklimmen. Der Anblick einer erwachsenen Frau, die sich abmüht, eine Erhebung von ganzen zehn Zentimetern zu bezwingen, hat mich die letzten zwei Jahrzehnte immer wieder zum Grinsen und Lachen gebracht.

Gott sei Dank kam meine Mutter zu Besuch, als Leah etwa in der einundvierzigsten Woche war, und so kam es, dass wir meine Notfalltabelle für die großen Jungs nicht brauchten. Nachdem Leah eine Weile in den Wehen und ein wenig in ihrer kleinen Wanne gelegen hatte, schnappten wir uns ihre Tasche und riefen ein Taxi zum Krankenhaus. Die Straßen in unserem Viertel sind gespickt mit hohen Bodenschwellen, und auf dem Weg zum Krankenhaus holperten wir über ungefähr dreihundertfünfundfünfzig von ihnen. Bei jeder einzelnen stand Leah ins Gesicht geschrieben: »Ist das verdammt noch mal dein Ernst?«, während ich hoffte, dass sich dadurch zumindest ihre Wehen etwas verkürzten.

Wir betraten das Krankenhaus durch die Tür,

die ich wenige Tage zuvor meisterhaft identifiziert hatte, und eilten Richtung Entbindungsstation. So alt das Whittington war, das Geburtshaus war relativ neu, und jedes der GROSSEN Zimmer war mit allem ausgestattet, was das Herz an Unterstützung begehrte, um eine kleine Kreatur aus sich herauszupressen (als anerkannter Feminist kann ich mit Gewissheit sagen, dass die Frau von heute eine Geburt so beschreibt). Unser Zimmer verfügte über eine Geburtswanne, ein breites Bett, das gar kein Krankenhausbett war, sowie Yogabälle und Schaumstoffkeile, von denen ich bisher angenommen hatte, sie seien ausschließlich für Männer mit Pferdeschwänzen gedacht, um darauf Sex mit Frauen zu haben, die wichtige Lebensentscheidungen anhand von Tarotkarten treffen. Es wäre wirklich ein cooles Hotelzimmer für Leute gewesen, die gar kein Baby bekamen. Es unterschied sich komplett von dem klinischen Umfeld, in das unsere älteren Söhne geboren worden waren. Leah hatte sich schon immer eine Wassergeburt gewünscht, aber unsere Versicherung in den USA hatte das nicht zugelassen. Kurz nachdem wir angekommen waren, wurde also die Geburtswanne gefüllt, und Leah stieg hinein. Ihre Hebamme war sehr, sehr jung, ich schätze mal fünfundzwanzig. Ich erinnere mich, dass ich dachte, sie könne niemals wissen, was sie da tat, ganz einfach der Tatsache geschuldet, dass sie noch nicht ausreichend Geburten mitgemacht haben konnte, um ein Profi zu sein. Sie hatte einen starken schottischen Akzent und trug ein Kopftuch – ein unvorstellbar britischer und wundervoller Zusammenprall von Eigenschaften. Sie war, wie konnte es anders sein, eine hervorragende Hebamme. War sie besser als die alten amerikanischen Ärzte, die Eugene und Oscar entbunden hatten? Ja. Ja, das war sie.

Leah schaukelte und wiegte sich in der Geburtswanne hin und her und atmete Luft und Lachgas, während ich so tat, als hätte ich irgendetwas bei den beiden Geburten gelernt, die ich bereits miterlebt hatte. Als Henry sich herausschlängelte und wir seinen kleinen Penis und riesige Hoden entdeckten, lachten wir laut auf. Ein dritter Junge!! Ein vollkommener, wunderschöner Junge.

Henry hatte eine wunderbare Geburt. Ich weiß noch, wie ich seinen winzigen gelbsüchtigen, flaumigen, reptilienartigen Körper betrachtete, als er gewogen wurde, und darüber staunte, was für ein prachtvolles Geschöpf er doch war. Ich wusste, ich würde diesen Jungen bis in alle Ewigkeit lieben.

Kurze Zeit darauf kam meine Mutter mit Eugene und Oscar, damit sie Henry kennenlernten, und wir kuschelten uns alle zusammen im großen Bett aneinander, Leah und ich bewunderten Henry, und seine Brüder ignorierten ihn und stopften so schnell

Marmeladentoast in sich hinein, wie die Krankenschwestern ihn ihnen bringen konnten.

Henrys erstes Lebensjahr fegte wie ein Tornado über uns hinweg. Eugene war vier und Oscar zwei, wir hatten also drei Jungen unter fünf. Ich sage »wir«, aber eigentlich übernahm Leah fast die ganze Arbeit. *Catastrophe* war für eine zweite Staffel verlängert worden, ehe die erste überhaupt ausgestrahlt worden war, und ich kam gar nicht auf die Idee, eine Pause einzulegen, bevor ich mit der Arbeit an der zweiten Staffel begann. Wir stürzten uns einfach so hinein, und in meinem Arbeitsfieber ließ ich meine Familie unbeaufsichtigt auf kleiner Flamme köcheln. Aber natürlich gab es die schönen Augenblicke, in denen wir alle zusammen waren, und Eugene und Oscar waren Henry liebe und stolze große Brüder, er lächelte und brabbelte sie an und war ganz allgemein ein entzückender kleiner seidenweicher Brocken, den wir alle für unser Leben gern küssten und herzten und zum Lachen brachten.

3

Als Henry sich auf dem fünften Geburtstag seines ältesten Bruders übergab, dachten wir uns nichts dabei. Er war unser drittes Kind, und wir hatten schon genug Erbrochenes aufgewischt, um uns davon nicht aus der Fassung bringen zu lassen. Ich hatte ihm Blaubeeren zu essen gegeben, und so konnte man etwa fünfzehn oder zwanzig Beeren darin erkennen. Fragte ich mich, ob es richtig gewesen war, ihm so viele Blaubeeren zu geben? Klar. War ich einfach faul gewesen und hatte meinen Sohn weiteressen lassen, weil er dann still war? Mit ziemlicher Sicherheit. Aber ich bin mir auch ziemlich sicher, dass ich ihm Chorizo zu essen gab, noch bevor er neun Monate alt war. Beim dritten Kind macht man keine große Sache mehr aus jeder Kleinigkeit, die es probieren will. Du willst ein bisschen Chorizo? Hau rein, Kleiner. Chorizo ist lecker, klar willst du was davon probieren. Ich bin froh, dass ich ihm die Blaubeeren, die Chorizo und alles andere gegeben habe, was sein kleines Herz begehrte, denn schon kurz nach seinem ersten Geburtstag wurde er für den Rest seines Lebens auf Flüssignahrung umgestellt, die durch einen Schlauch in seinen Magen geleitet wurde. Wenn dein Kind nur angerührte Peptid-Spezialnahrung durch einen Schlauch gefüttert bekommen darf, freust du dich, dass es die Chorizo probiert hat. Ein paar Blaubeeren zu viel – was ist schon dabei? Lass es krachen.

Als Henry sich am nächsten Tag noch zweimal erbrach, fingen wir an, uns Sorgen zu machen, und ich fuhr mit ihm in die Notaufnahme, um sicherzugehen, dass er nicht dehydrierte. Der zuständige Arzt wollte prüfen, ob Henry womöglich eine Harnwegsinfektion hatte, sodass wir eine Urinprobe abgeben mussten. Weil es Henry schwerfiel, Flüssigkeiten bei sich zu behalten, baten sie mich, ihm mit einer Spritze alle fünf Minuten fünf Milliliter einer Elektrolytlösung zu füttern und einen kleinen Becher bereitzuhalten, um damit jeglichen Urin aufzufangen, der aus seinem Penis tröpfelte. Mit Henry dazusitzen, einen Becher unter seinen entzückenden kleinen elf Monate alten Penis zu halten und ihm alle fünf Minuten einen kleinen Spritzer vom Saft zu verabreichen, war eine Freude. Ich konnte weder auf mein Handy schauen noch *Findet Nemo* im Fernsehen gucken, um auch ja keinen Tropfen wertvolles Pipi zu verpassen, und so blickten wir einander nur an und gelangten in einen meditativen Zustand. Schließlich pinkelte Henry ein klein wenig, und wir gingen mit einem Antibiotikum nach Hause, wo wir auf Nachricht warten sollten, ob eine Harnwegsinfektion schuld war. Sie war es nicht.

Die nächsten zwei Wochen übergab sich Henry immer wieder, jedoch nicht heftig, und es schien, als würde er mehr bei sich behalten als erbrechen. Wir machten uns allerdings immer noch Sorgen, und so gingen wir mit ihm zu unserem Hausarzt, wo Henry sich augenblicklich auf den Boden übergab. Ich war froh, dass er vor unserem Arzt spucken musste. Am liebsten hätte ich auf das Erbrochene am Boden gezeigt und gesagt: »Sehen Sie, Sie Arschloch? Das ist ja wohl Erbrochenes. Und was machen Sie jetzt bitte schön?« Der Arzt machte Folgendes: Er überwies uns an einen Gastroenterologen. Das erschien mir logisch, da bis zu diesem Zeitpunkt in meinem Leben Probleme mit Erbrechen normalerweise mit dem Magen zu tun gehabt hatten. Dieser Arzt verschrieb Henry ein Antiemetikum, das zu wirken schien, und wies uns an, Henry weiter zu beobachten und wiederzukommen, sollte es sich verschlimmern.

Als das Erbrechen etwas abflachte, beschlossen wir, bei unserem Plan zu bleiben und über Ostern in die Staaten zu fliegen. Wir vermissten den Strand und unsere Freundinnen und Freunde und wollten sichergehen, dass es uns in Los Angeles immer noch gut genug gefiel, um dorthin zurückzuziehen. Das tat es, und wir begannen, Pläne für unsere Rückkehr zu schmieden. Ich würde noch eine Staffel *Catastrophe* drehen und das Geld, das ich damit verdiente, in eine Anzahlung für ein Haus in Santa Monica stecken.

Anschließend flogen wir zu meiner Familie nach Massachusetts, und während unseres Besuchs dort fuhren wir mit Henry in ein amerikanisches Krankenhaus. Für fünfhundert Dollar Vorkasse machten sie eine Ultraschalluntersuchung seiner Nieren, um herauszufinden, ob sie entzündet waren. Es sah nicht danach aus, aber sie verschrieben ihm trotzdem ein neues Antibiotikum.

Zurück in London, verschlimmerte sich Henrys Zustand. Allmählich bekamen wir Angst. Er verlor immer mehr Gewicht, und jedes Mal, wenn er sich erbrach, drehte ich durch und gab mir die Schuld dafür, dass ich ihn nicht behutsam oder langsam genug gefüttert hatte. Warum, wenn ich doch Henrys ältere ausgehungerte, ungezähmte Brüder hatte füttern können, ging es bei ihm nicht? Ich begann, ihn so vorsichtig zu füttern, als würde ich eine Bombe entschärfen. In der Hoffnung auf ein Zeichen, dass ich ihn anders gefüttert hatte, besser, sodass er nicht erbrechen musste, starrte ich ihn an. Und doch übergab er sich fast jedes Mal. Mein kleiner Junge wurde immer kleiner, und so etwas mit anzusehen, ist einfach falsch und furchtbar. Ich stellte mir vor, wie ich das Erbrochene irgendwie einsammelte und es ihm mit einem Trichter wieder einflößte. Henrys Erbrochenes wurde für mich zur kostbarsten Substanz auf der ganzen Welt, und ich fing an zu weinen, wenn er sich übergab. Ich bemühte mich, es nicht vor seinen Brüdern zu tun, aber es gelang mir nicht, und wenn sie mich fragten, warum ich weinte, erklärte ich, dass ich Angst hatte.

Zu diesem Zeitpunkt wussten wir, dass wir schlechte Neuigkeiten erhalten würden; wir beteten einfach, dass es Zöliakie wäre oder dass sich etwas in seinem Darm verdreht hatte, das man operativ oder sonst wie behandeln konnte.

Dann empfahl mir mein Freund Peter, dessen Kinder älter sind als unsere, zu seinem Kinderarzt zu gehen. Nicht nur war der ein freundlicher und aufmerksamer Typ, sondern auch schon über siebzig, was bedeutete, dass er ein paar Jahrzehnte mehr auf dem Buckel hatte als der durchschnittliche Allgemeinarzt, was Kinder und ihre manchmal mysteriösen Leiden anging. Wir suchten ihn in seiner privaten Praxis auf, auch wenn er wie viele private Ärztinnen und Ärzte in London gleichzeitig beim NHS registriert war. Zu diesem Zeitpunkt waren wir zu allem bereit.

Wie bei den vorherigen Terminen ging ich mit

Henry zu Dr. Anson. Leah, die eine großartige Mutter und verrückt nach unseren Kindern ist, wäre natürlich auch gern mit ihm gegangen, aber aus irgendeinem Grund hatte ich den allerersten Termin mit ihm übernommen, und so blieben wir dabei, und Henry wurde mein kleines Projekt. Ich hatte gerade Leerlauf zwischen der zweiten und dritten Staffel von *Catastrophe* und hatte Zeit. Leah kümmerte sich um unsere beiden Großen, die mit drei und fünf Jahren offen gestanden die schwierigere Aufgabe darstellten.

Dr. Anson bat Henry und mich in sein Büro. Seine Art war angenehm, er wirkte wie ein Onkel. Er untersuchte Henry und war beunruhigt wie jeder andere auch, als er die schlaffe Haut innen an seinen Oberschenkeln sah.

Er stellte mir die üblichen Fragen, doch eine Frage darunter stach heraus: »Ist es mühelos, wenn er sich erbricht?«

»Mühelos?«

»Genau. Muss er würgen, oder macht er einen gestressten Eindruck, wenn er sich übergibt? Oder kommt es von allein hoch und heraus?«

»Hmm, ha, ähm. Es ist mühelos, ja. Es macht ihm gar nichts aus.«

»In Ordnung, ich denke, wir sollten eine MRT machen lassen. Von seinem Kopf.«

»Okay, warum?«

»Nur um auszuschließen, dass dort etwas drinsteckt, was nicht dort sein sollte. Das auf sein Brechzentrum drückt und ihn zum Erbrechen bringt.«

»Was, wie ein Tumor?«

Er hielt inne. »Ich bin froh, dass Sie es ausgesprochen haben.«

Verständlicherweise hat sich dieses Gespräch in mein Gehirn eingebrannt. Unzählige der Tage, Monate und Jahre, die darauf folgten, liegen dagegen im Nebel verborgen. Die Trauer fuhr mit einem Bus durch den Teil meines Gehirns, in dem die Erinnerungen gespeichert werden. Ich vergaß die PIN meiner EC-Karte. Es war seit Jahren dieselbe Nummer gewesen, aber sie löste sich einfach in Luft auf. Ich musste die Bank bitten, mir eine neue Nummer per Post zu schicken.

Einige Zeit nach Henrys Tod erhielt ich einen Anruf von jemandem, der mir dabei half, Witze für eine Preisverleihung zu schreiben, die ich moderieren sollte. Wir arbeiteten seit ein paar Wochen eng zusammen, und er rief an, um Material durchzugehen: »Hey, Rob, hier ist Mark.«

»… Mark.«

»Ja, genau, Mark.«

Es kam mir vor, als hätte jemand mich gebeten, eine einzelne Linse in einer Lagerhalle zu finden, durch die gerade ein Tornado gefegt war.

»Mark, es tut mir leid, aber ich weiß nicht, wer du bist.«

»Wir haben an deiner Rede für die Preisverleihung nächste Woche gearbeitet?«

»Oh, verdammt, stimmt ja. Entschuldige bitte. Mark, mein Gedächtnis ist durch die Trauer komplett im Arsch. Nimm es nicht persönlich, das hier ist kein Einzelfall. Tut mir leid.«

Es war seltsam, jemandem, den ich nicht gut kannte, so etwas zu erzählen, aber es fühlte sich ehrlicher an, als es zu verschweigen. Ich konnte die Marks dieser Welt in dem Glauben lassen, dass ich vorzeitig senil wurde, oder ich konnte ihnen die Wahrheit sagen, und die lautete, dass der Schmerz, den ich verspürte, weil ich meinen kleinen Sohn vermisste, sowohl mentale als auch emotionale Schäden bei mir hinterlassen hatte.

Schockiert und verängstigt verließ ich Dr. Ansons Praxis und rief als Erstes Leah an. Sie traf sich gerade mit ihrer Freundin Leah aus Australien. Leah aus Australien hatte eine Tochter namens Bea, die ein paar Tage jünger war als Henry, und die beiden Kleinen lagen gern nebeneinander auf dem Boden und strampelten. Als Bea uns später im Krankenhaus besuchte, schien es ihr kaum aufzufallen, dass Henry ziemlich beeinträchtigt war, und Henry führte sich auf, als wäre er niemand anders als der

Bürgermeister der gesamten Station. Sie waren ein hinreißendes Paar. Wenn ich Bea heute sehe, tut es unerträglich weh, und ich starre sie nur an und frage mich, was sie und Henry wohl zusammen aushecken würden, wäre er noch bei uns.

Ich setzte mich mit Henry in ein Taxi und fuhr zu Leah. Wir weinten und hielten uns in den Armen und staunten über diese furchtbare Neuigkeit. Leah aus Australien kümmerte sich um uns. Unser entzückender Junge, der so viel abgenommen hatte, der immer kleiner und schwächer wurde und vor unseren Augen verschwand, hatte womöglich einen Mörder in seinem süßen Köpfchen.

Dr. Anson hatte uns erklärt, eine MRT müsse bestätigen, dass es sich um einen Tumor handelte. In den folgenden Monaten und Jahren würde mir die entsetzliche Sorge beim Warten auf Scans und ihre Ergebnisse noch allzu vertraut werden, aber diesmal handelte es sich um das erste Mal, dass wir diesen furchtbaren Pfeiler der Erfahrung mit Krebs durchmachen mussten.

Am Tag der MRT brachten wir Henry ins Krankenhaus, wo sie ihm einen niedlichen kleinen Kittel mit roten, grünen und gelben Autos und Lastwagen darauf anzogen. Zum ersten von so vielen, vielen Malen in seinem kurzen Leben bekam unser lieber Henry eine Vollnarkose. Wir weinten, bemühten uns aber um ein Lächeln für ihn, damit er sich sicher fühlte. Nachdem wir ihm noch einen Kuss gegeben hatten, wurden wir aus dem Zimmer gebracht.

Dr. Anson erklärte uns, dass die MRT eine Weile dauern würde und dass wir, sobald sie begannen, rüber ins kleine griechische Café gehen und dort einen Happen essen sollten, wenn wir uns das vorstellen konnten. Nachdem wir eine Weile den Flur auf und ab gelaufen waren, schafften wir es über die Straße und bestellten etwas zu essen. Wir hielten uns an den Händen, wie elektrisiert vor Angst, und bekamen vom fröhlichen, geschäftigen Treiben um uns herum nichts mit. Als die Bedienung wenige Minuten später unsere Bestellung an den Tisch brachte, kam Dr. Anson dramatisch und mit wehendem Kittel hereingeeilt und bat uns, augenblicklich zurückzukommen. Wir ließen unsere Baklava stehen, ich warf etwas Geld auf den Tisch, und wir jagten ihm hinterher nach draußen.

In seinem Büro bestätigte Dr. Anson, dass Henry einen großen Gehirntumor hinten in seinem Schädel in der Nähe des Hirnstamms hatte. Dr. Anson blieb ruhig, während er uns die Neuigkeiten überbrachte, und endete damit, dass sich ein pädiatrischer Neurochirurg in ein paar Stunden mit uns zusammensetzen würde. Wir sanken in uns zusammen. Der Schmerz wog so schwer wie nichts auf dieser Welt. Ich hatte das Gefühl, plötzlich viermal so viel zu wiegen, und ein öliger schwarzer Strudel begann dort herumzuwirbeln, wo mein Herz gewesen war.

Dr. Anson teilte uns mit, dass wir Henry jetzt sehen dürften, und so verließen wir sein Büro und gingen ein oder zwei Treppen hinab. Irgendwo auf einem der Flure fand Leah ein leer stehendes Stillzimmer, ging hinein und fing an zu schreien. Ich nahm sie in den Arm.

Als wir uns wieder gefasst hatten, gingen wir über die Straße zu dem Gebäude, in dem Henry sich befand. Wir wurden zu ihm geführt, als er gerade aufwachte. Behutsam hob Leah ihn hoch und hielt ihn und küsste ihn. Ich schloss die beiden in meine Arme. Müde und verwirrt sah Henry uns an. Keine zwei Wochen zuvor war er ein Jahr alt geworden.

Eins. Ein Jahr. Ein einjähriger Junge. Ich hatte mich ganz bewusst auf Henrys ersten Geburtstag gefreut, weil ich so eine Freude an den anderen Jungen in dem Alter gehabt hatte. Eins ist so ein tolles Alter. Die meisten Einjährigen können fast alles, was ein Erwachsener kann, außer auf die Toilette gehen und sprechen. UND sie sind noch nicht in der Kleinkindphase, in der sie starrsinnig oder auch ein winziges bisschen ungezogen sind. Sie sind einfach sehr lustig und spannend, aber gleichzeitig sind sie auch unglaublich bedürftig und lassen sich buchstäblich den ganzen Tag lang knuddeln und küssen, wenn man das braucht. Nichts, aber auch rein gar nichts ist ein größerer Quell der Freude als ein einjähriges Kind.

Als Eugene ein Jahr alt war, brachte mich Leah immer damit zum Lachen, dass sie fröhlich zu ihm sagte: »Du hast noch nie etwas falsch gemacht!« Er spazierte gern nur mit einer Windel bekleidet bei uns in Santa Monica zur Tür hinaus und taperte auf Entdeckungstour den Gehweg entlang, eine kostenlose Wurfsendung hinter sich herziehend, die er unterwegs aufgelesen hatte. Ich blieb ihm dicht auf den Fersen, war aber nur Beobachter dabei, wie er Vögeln und Katzen und interessant aussehenden parkenden Autos begegnete. Wir hatten herrliche Vormittage, an denen Leah schwanger mit Oscar im Bett blieb und Eugene und ich fröhlich herumspazierten. Entdeckung ist der vorherrschende Modus Operandi eines Einjährigen.

Als Oscar zur Welt kam und der ein Jahr alte Eugene ihn im Krankenhaus kennenlernte, stellte er sich an Leahs Bett und küsste Oscar die Füßchen.

Als dann Oscar eins wurde, freute ich mich dermaßen, denn ich hatte eine gewisse Ahnung davon, was zu erwarten war. Es war genau gleich und doch so anders, und mir wurde klar, dass jedes Kind seinen ganz eigenständigen Entdeckungstrieb hat. Oscar fiel irgendwann auf, dass ich Eugene, der inzwischen drei war, anscheinend mehr vorlas als ihm. Er watschelte zu einem Stapel Bücher, schnappte sich ein paar, watschelte dann zu mir zurück, drückte mich sanft auf den Boden und setzte sich auf meinen Schoß. Oh Mann, was machte mich das glücklich, ein kleiner einjähriger Racker, der wusste, was er wollte, und es sich dann holte.

Als wir uns also Henrys erstem Geburtstag näherten, dachte ich hin und wieder: »Au Backe! Jetzt kommt die Eins!« Allerdings hatte Henry schon, bevor er sich zu erbrechen begann und abnahm und wir auf eine Diagnose warteten, jünger gewirkt als die beiden Großen in dem Alter. Ich sagte oft zu Leah, dass ich fand, er sei unser »babymäßigstes Baby«. Er kroch und krabbelte nicht so wild überallhin wie die anderen beiden; er schien es nicht so eilig damit zu haben, laufen zu lernen. Er war weniger energiegeladen. Ich schob das darauf, dass jedes Kind sich eben in seinem eigenen Tempo entwickelte; er würde schon zu seinen eigenen Bedingungen auf Entdeckungstour gehen.

Es war qualvoll zu erfahren, dass es in Wahrheit daran lag, dass sich außer seinem Gehirn noch etwas anderes in seinem Schädel breitmachte.

Natürlich gibt es nie einen Zeitraum von vierzehn Monaten, den man im Krankenhaus verbringen wollen würde, doch hätte man die Wahl, verwette ich meinen Arsch darauf, dass niemand sein zweites Lebensjahr aussuchen würde, in dem die Entwicklung explosionsartige Sprünge macht und man so viel wächst und lernt. Ich konnte es kaum ertragen, dass Henry diese Zeit mit OPs verbrachte, von denen er sich dann erholen musste, mit Physio- und Chemotherapie, dass sein Zuhause ein Krankenhaus war, während Gleichaltrige laufen und plappern lernten und auf Wasserspielplätzen im Park tobten. Durch seine Brüder wusste ich nur zu gut, was er verpasste, und das machte mich verdammt wütend und traurig.

In den Stunden mit Henry nach seiner MRT und nachdem wir von dem Tumor erfahren hatten, dachten wir noch nicht an sein nächstes Lebensjahr; wir konnten lediglich an die nächsten paar Tage denken. Irgendwann kam der Neurochirurg vom Great-Ormond-Street-Krankenhaus zu uns in die private Klinik und stellte sich vor. Er war ein netter, gelassener, stiller Mann namens Mr Elsawi. Er sagte, wir würden ihn noch gut kennenlernen, was wir sowohl beruhigend als auch beunruhigend fanden. Er erklärte uns, dass der Tumor in Henrys Kopf neben dem Hirnstamm liege und etwa so groß wie ein Apfel sei. (Wie zum Teufel passt ein Apfel in den Kopf eines Kleinkinds? Er passt eben nicht. Er macht das Kind todkrank und bringt es schließlich um, wenn man ihn nicht rausnimmt.)

Der Arzt wollte Henrys Schädel in ein paar Tagen öffnen und versuchen, den Tumor zu entfernen. Das mussten wir erst einmal verdauen und wurden kurz darauf ins Great-Ormond-Street-Krankenhaus gebracht. Wir erlebten interessanterweise etwas, wovon ich bereits gehört hatte: Häufig, wenn eine MRT (oder irgendein anderer Test) in einer privaten Klinik ergibt, dass einem ernsthaft etwas fehlt, wird man in einen Krankenwagen gesteckt und zu einem staatlichen Krankenhaus befördert.

Das Great-Ormond-Street-Krankenhaus ist eins der führenden Kinderkrankenhäuser weltweit. Eine Entbindungsstation oder eine Notaufnahme gibt es nicht, es ist rein auf Kinder mit bestimmten schweren Erkrankungen und Leiden spezialisiert. Lebt man im Vereinigten Königreich und hat ein schwer krankes Kind, will man, dass es dort versorgt wird.

Es war ein wunderschöner Freitagabend im April. Am Himmel hinter den hohen Gebäuden Nord-Londons konnte man einen prächtigen Sonnenuntergang sehen. Wir kamen an Pärchen vorbei, die sich verabredet hatten, an Menschen, die lächelnd vor dem Pub ein Bierchen tranken, und selbst saßen wir in einem Krankenwagen auf dem Weg zu dem Krankenhaus, das Henrys neues Zuhause werden sollte.

Nachdem Henry ein Bett auf der Neurologie- und Hirn-Station zugewiesen bekommen hatte, wurden wir zu einem Duschraum gebracht, in den wir zu dritt hineinpassten, und Leah duschte mit Henry im Arm. Ich fotografierte sie dabei, und auf dem Foto hält die schöne nackte Leah den schönen nackten Henry unter das warme Wasser, und in sein Gesicht stehen Schmerz und Erschöpfung geschrieben, wie man sie sonst nur bei einem alten Mann vermuten würde.

In diesen ersten Stunden im Great-Ormond-Street-Krankenhaus trafen wir auf Personal, das mit Tumoren wie Henrys vertraut war. Sie gingen ruhig und entschlossen vor. Wir dagegen waren verwirrt und standen unter Schock. Nur wenige Stunden nach Henrys Einlieferung entschieden sie, eine Not-OP vorzunehmen, um den Druck auf Henrys Gehirn zu verringern, damit er keine Blutungen oder einen Schlaganfall bekam. Es war ein Freitag, und die große OP war für Dienstag anberaumt, aber der Druck war so stark, dass sie nicht bis dahin warten konnten. (Dies war der Auftakt zu Henrys Trend, fast jeden Notfall an einem Freitag vor einem Feiertagswochenende zu bekommen, wenn Mitarbeiterinnen und Mitarbeiter des Krankenhauses, genau wie Normalsterbliche auch, gern an den Strand fahren oder vielleicht auf eine Hochzeit nach Kanada fliegen wollen.)

Während wir auf die OP warteten, verspeiste Henry die letzte Mahlzeit, die er jemals essen würde. Es war ein Schokocroissant aus der Krankenhauscafeteria.

Sie nahmen Henry mit und führten eine vierstündige OP durch, um einen Shunt einzusetzen, der den Hirndruck verringern würde. Mit seinem hübschen Köpfchen in weiße Gaze gewickelt wie ein Turban kam Henry aus der OP. Er war müde und schwach und benommen. Wir hielten ihn im Arm und schenkten ihm unsere Liebe und machten uns bereit für die große OP ein paar Tage später.

Leahs Eltern, Nancy und Richard, und meine Mutter reisten an, um uns vor der OP zu unterstützen. Meine jüngere Schwester Maggie konnte nicht sofort aus Boston zu uns stoßen, da sie Grundschullehrerin war, und außerdem war die Großmutter, die sich normalerweise um ihre zweijährige Tochter Marie gekümmert hätte, inzwischen in London, um mir zu helfen.

Maggie war meine Trauzeugin gewesen, und wir standen uns schon immer nahe. Wahrscheinlich verstanden wir uns schon als Kinder so gut, weil sie gesunde fünf Jahre jünger war als ich und kein Junge.

Meine Mutter erzählt gern, wie Maggie als kleines Mädchen jedes Mal, wenn sie etwas zu naschen geschenkt bekam, forderte: »Und auch was für Robby.«

Maggie war mit einem wunderbaren Mann namens Tobias verheiratet, in den sie sich ein paar Jahre zuvor heftig verliebt hatte. Wenn ich ehrlich bin, hatte meine ganze Familie sich in ihn verliebt. Er war ein liebenswürdiger, geselliger, intelligenter Mann, dessen soziale Rolle einer Sonne glich, unter der sich alle wärmen konnten, denn die Menschen kreisten nur zu gern um ihn und sonnten sich. Er hatte außerdem diverse Abschlüsse von Harvard, aber das nahmen wir ihm nicht übel.

Während dieser ersten Tage telefonierte ich regelmäßig mit Maggie und Tobias, und sie boten mir Trost aus der Ferne. Wir hätten es auch nicht ohne unsere Eltern geschafft, die uns mit den Jungs aushalfen, für uns kochten und uns die Hand hielten. Auch sie standen unter Schock, aber sie waren hergekommen, und nur das zählte.

Einmal waren Leah und ich zur gleichen Zeit zu Hause wie die beiden Großen, Leahs Eltern und meine Mutter. Wir waren alle aufgewühlt und hatten gerötete Augen. Ich fing an zu weinen, und Leah kam zu mir, um mich zu trösten. Dann legte Richard die Arme um uns und sagte durch seine eigenen Tränen hindurch: »Ich wünschte, ich wäre es und nicht Henry.«

»Das wünschten wir auch, Richard«, sagte ich, und alle lachten.

4

Wie er vorhergesagt hatte, lernten wir Mr Elsawi, Henrys Chirurgen, ziemlich gut kennen.[1] Ich musste lächeln, als ich erfuhr, dass er mit dem Motorrad zur Arbeit fuhr: jeden Tag den ganzen Tag lang Gehirne operieren, und dann das Fahrzeug fahren,

---

1 Ich nenne Henrys Chirurgen Mr Elsawi und nicht Dr. Elsawi, da männliche Chirurgen im Vereinigten Königreich mit »Mister« angesprochen werden, um sie von anderen Ärzten zu unterscheiden. Diese Tradition geht auf das 19. Jahrhundert zurück, als die ärztliche Zulassung ein einziges Durcheinander war und nahezu jeder Vollidiot einen Dr. med. bekommen konnte, entweder aus dem Ausland oder von einer fragwürdigen hiesigen Schule. Das »Mister« eines Chirurgen ist also ein anderes als mein »Mister« und unterscheidet sich definitiv vom einfachen »Doktor«, und wenn man hier in einem Krankenhaus ist, weiß das jeder. Ich mag diese seltsamen medizinischen Anachronismen. Sie erinnern mich daran, dass ganz egal, wie sehr Chirurgie und Medizin an ein Wunder grenzen, immer auch ein Element von »Los, Alter, schneiden wir sie mal auf und gucken, was dadrin los ist« verbleibt, genau wie vor dreihundert und mehr Jahren.

das die Wahrscheinlichkeit, dass man selbst eine Hirn-OP braucht, um achthundert Prozent erhöht. Natürlich lernten wir in den folgenden Monaten eine Menge über Hirntumore. Beispielsweise sind sie inzwischen die Todesursache Nummer eins bei Kindern mit Krebs. Bisher war das Leukämie gewesen, aber da Leukämie schon so lange so tödlich verlief (und natürlich auch immer noch für viele verläuft), erhielt die Erkrankung viel Aufmerksamkeit und wurde erforscht, sodass inzwischen immer mehr Kindern geholfen werden kann. Nicht so bei Hirntumoren. Außerdem ist Krebs bei Kindern viel seltener als bei Erwachsenen. Das macht es weniger lukrativ für Pharmaunternehmen, an Therapien zu arbeiten, die Kindern helfen können. An alle Kleinkinder, die das hier lesen: Ganz genau, der Kapitalismus stellt die Heilung eurer Großväter ganz eindeutig und nachweislich über eure Heilung.

Mr Elsawi erklärte uns, dass sich Henrys Tumor direkt neben seinem Hirnstamm befand und sich vermutlich um wichtige Kranialnerven geschlungen hatte. Er hoffte, dass er alles vom Tumor würde entfernen können, denn wahrscheinlich sei der Tumor bösartig und man dürfe nichts im Schädel belassen, weil er sonst weiterwuchs. Wenn Mr Elsawi nicht alles in der ersten OP erwischte, müssten sie eine zweite vornehmen.

Die vier Tage vor Henrys großer OP verbrachten

wir in angstvoller Erwartung. Der Eingriff würde den ganzen Tag dauern, und so nahmen Leah und ich uns in der Nähe des Krankenhauses ein Hotelzimmer. Wir richteten uns ein und versuchten, unseren Verstand zu betäuben, indem wir *Big Bang Theory*, *How I Met Your Mother* und *Friends* guckten. Allerdings kein *Seinfeld*. Die Briten sind verrückt nach *Friends*, aber *Seinfeld* war hier nie groß, was leider ganz und gar nicht für die Briten als Nation spricht.

Wir drehten fast durch vor Angst, während wir auf dem Hotelzimmer warteten, und hielten uns so fest in den Armen, dass wir innerhalb weniger Stunden tatsächlich zwei Mal miteinander schliefen. Mir ist klar, dass es wahnsinnig klingt, wenn ich erzähle, dass wir zwei Mal Sex hatten, während unser Einjähriger in der Klinik gegenüber einer Hirn-OP unterzogen wurde. Normalerweise würde ich so ein intimes Detail, das den einen oder die andere sicher schockiert, nicht erwähnen, aber ich erzähle es hier vor allem für andere Eltern, die womöglich etwas Ähnliches durchgemacht haben, verängstigt weinten und vor Sorge beinahe hyperventilierten. Leah und ich wollten uns vermutlich in unserer Angst nah sein, und das Grauen dessen, was ein paar Hundert Meter weiter vor sich ging, löschte die Tatsache nicht aus, dass wir uns liebten, und manchmal äußert sich diese Art Liebe eben in

Sex, selbst zu den allerschlimmsten Zeiten. Wahrscheinlich war es sogar gut, dass es so kam, denn in den darauffolgenden Monaten sollten die Angst und Sorge unserer Libido nicht immer zuträglich sein.

Wir riefen zwischendurch im Krankenhaus an und wussten daher, dass alles normal verlief. Nach etwa neun Stunden verloren wir allerdings allmählich den Verstand, und so kehrten wir zum Krankenhaus zurück und liefen wie in Trance im Aufenthaltsraum für Eltern umher oder legten uns dort auf den Boden. Nach dreizehn Stunden teilte man uns mit, dass die OP vollbracht sei und wir unseren wunderbaren kleinen Jungen sehen durften. Dieser Eingriff hatte natürlich weitaus verheerendere Auswirkungen auf Henrys Körper gehabt als die OP wenige Tage zuvor, regungslos lag er in einem Bettchen und war an mehrere Geräte angeschlossen. Ein brutaler Anblick. Wir gaben ihm Küsse und sagten ihm, dass wir ihn lieb hatten.

Mr Elsawi teilte uns mit, dass er alles vom Tumor entfernt hatte, was er finden konnte. Sie hatten Henrys Schädel unten am Hinterkopf anhand einer Schnittführung in Form einer großen »7« geöffnet. Anschließend hatten sie einen Teil seiner Schädeldecke herausgenommen und ihr Bestes getan, um den Tumor zu entfernen. Es war eine feine Arbeit, zuerst den großen Tumor zu beseitigen und dann noch Verbleibendes vom Hirnstamm und den Kranialnerven abzuschaben. Mr Elsawi erklärte, der Tumor sei hart und fest gewesen und bereits seit geraumer Zeit gewachsen; womöglich sei Henry sogar schon damit geboren worden. »Ihr Bestes« war ziemlich gut gewesen, denn die anschließenden MRTs zeigten keinen Tumor mehr.

Eine große Anzahl Schläuche und Kabel war an Henry angeschlossen und in Zugänge eingeführt, und Kanülen waren an mehreren Venen gelegt worden. Außerdem war sein Oberkörper vorne mit Verbrennungen übersät. Das Polster, auf dem er während der OP gelegen hatte, war ein klein wenig zu heiß eingestellt gewesen, und so hatte es die schöne, glatte, empfindliche Haut an seiner Brust und seinem Bauch dreizehn Stunden lang geköchelt. Die Verbrennungen waren nicht stark und verheilten schnell, aber direkt im Anschluss an die OP war Henry erst einmal von roten Striemen überzogen. Anscheinend ist es nicht ganz ungewöhnlich, dass bei einer OP Verbrennungen durch Wärmepolster entstehen, aber es war beunruhigend zu sehen, was für eine große Fläche seiner prachtvollen Haut beschädigt worden war. Und dass diese großflächigen Verbrennungen bei den schlimmen Folgen des Eingriffs erst etwa an achter Stelle kamen, zeigt, wie surreal und entsetzlich die Situation war, mit der wir uns in den ersten Tagen danach befassen mussten.

Uns war jetzt erst einmal wichtig, dass Henry sich von der notwendigerweise drastischen Operation an seinem Hirnstamm erholte. Der Hirnstamm steuert zahlreiche unwillkürlich in uns vorgehende Prozesse wie den Herzschlag und die Atmung und gehört zum sogenannten »Reptiliengehirn«, das sich als einer der ersten Teile des Gehirns über die Jahrtausende entwickelt hat, noch weit vor den eher säugetierartigen Teilen, die sich für Tschechow und Fantasy-Football begeistern. Wenn am Hirnstamm irgendwas nicht stimmt, ist die Genesung ein steiler Weg und dauert lange. Wir hatten keine Ahnung, wie hart es sein würde.

In den darauffolgenden Monaten und Jahren kämpften sowohl Leah als auch ich mit Schuldgefühlen, und wir ließen die Frage zu, ob der durch unseren Umzug nach London verursachte Stress, als Leah gerade schwanger war und zwei Kleinkinder zu versorgen hatte, weil ich ständig arbeitete, einen Nährboden für einen Tumor geliefert hatte, während Henry in Leahs Bauch heranwuchs.

Ich denke, es ist verständlich, dass wir uns diese Frage stellten, aber gleichzeitig sind viele (wenn nicht die meisten) Schwangerschaften anstrengend, oder sie finden buchstäblich in einem Kriegsgebiet statt, und normalerweise ist das Ergebnis ein vollkommen gesundes Baby. Genauso kennen wir alle jemanden, der nie geraucht hat und dennoch an

Lungenkrebs erkrankt ist. Ich bin skeptisch gegenüber Leuten, die behaupten, sie wüssten, weshalb der eine Mensch Krebs bekommt und der andere nicht – es sei denn, es handelt sich um einen eindeutigen Fall, weil zum Beispiel dein Trinkwasser aus dem Wasserspeicher neben einer Fabrik stammt, zu der Erin Brockovich ermittelt.

Manche Menschen wiederum sollten sich schuldig fühlen. Am Anfang unseres Krankenhausaufenthalts erhielt ich einen Anruf des Pressereferenten meiner Agentur. Die *Daily Mail* habe angerufen und wolle wissen, ob ich etwas dazu sagen wolle, dass mein Sohn im Great-Ormond-Street-Krankenhaus wegen eines Hirntumors in Behandlung sei. Ich bat den Pressesprecher, der *Daily Mail* auszurichten, dass ich, sollten sie irgendetwas über meinen Sohn drucken, sowohl den Journalisten als auch sämtliche Redakteure, die es abgenickt hatten, umbringen und anschließend in der Blutlache auf die Polizei warten würde. Kein Artikel erschien.

Ein paar Tage nach Henrys OP durften wir ihn auf ein Kissen gebettet vorsichtig auf den Arm nehmen. Dazu mussten wir ihn behutsam zu zweit oder zu dritt aus seinem Bettchen heben und aufpassen, dass sich die Kabel und Beatmungsschläuche nicht verhedderten, aber dann konnten wir endlich wieder unseren kleinen Jungen im Arm halten. Es war himmlisch, sein Gewicht in meinen Armen zu spüren, ihn küssen zu können, ihm meine Lippen auf den Bauch und die Schultern zu drücken. Seine Ohren waren noch verbunden, aber bald würde ich auch sie wieder sanft küssen und anknabbern können. Er war immer noch ziemlich groggy von der OP. Dann fing er jedoch an herumzuzappeln und reagierte auf alle unsere Reize, und nach einer Woche war er hellwach und munter. Fähigkeiten wie Kriechen und Krabbeln waren jedoch fürs Erste verschwunden, und er würde sie neu lernen müssen.

Am schlimmsten haute allerdings rein, dass Henry nicht mehr schlucken konnte. Es hieß, dass er die Fähigkeit mit der Zeit womöglich wiedererlangen könnte. Sie machten zwei Tests, um den Schaden an den Kranialnerven zu bestimmen, die das Schlucken steuerten. Ein Test bestand darin, dass ein Neurologe ein paar Elektroden an Henrys Kopf, Hals und Gesicht anbrachte. Er kommentierte es mit so etwas wie »sieht nicht gut aus«, und dann nahmen sie den zweiten Test vor, der darin bestand, Henrys Atemkanüle zu entfernen. Henry begann fast augenblicklich, sich zu quälen, und ich fing an zu weinen, und ich weine auch jetzt, während ich das hier schreibe. Er bekam keine Luft mehr, und er konnte auch nicht verhindern, dass Speichel in seine Lungen gelangte. Es war furchtbar, und ich betete, dass er husten und nach Luft ringen würde und seine Muskeln und Nerven durch den Schock wieder zu arbeiten anfangen würden. Sie taten es nicht. Nach einer gefühlten Ewigkeit führten sie die Atemkanüle wieder ein, was ebenfalls ein brutaler Vorgang war, und als Henry sich ein wenig beruhigt hatte, bekam er endlich wieder ungehindert den Sauerstoff, den er brauchte.

Um Henrys Atmung und sein Schlucken sicherzustellen, wurde eine Tracheotomie durchgeführt, bei der sie ihm eine Atemkanüle unten am Hals einsetzten, für deren Versorgung wir zu Experten wurden. Ich spreche an anderer Stelle noch ausführlich darüber, deswegen sei hier lediglich gesagt, dass ich das verdammte Teil hasste, mir aber gleichzeitig wünsche, noch immer eine gehörige Portion jeden Tages damit zu verbringen, mich darum zu kümmern. Wenn euch jemals ein Kind mit einem Tracheostoma begegnet, dann habt ihr ein echtes Scheißteil vor euch, und ich kann euch garantieren, dass die Eltern des Kindes in einem Feldlazarett von echtem Nutzen wären.

Während all dem musste Henry nicht weinen, nicht während der qualvollen Prozedur, als sie die Atemkanüle entfernten und wieder einsetzten, und auch nicht, während er sich von der Tracheotomie selbst erholte. Das lag daran, dass man nach einer OP am Hirnstamm häufig für ein paar Wochen oder Monate die Fähigkeit zu weinen verliert, da

Menschen auch das Weinen früh erlernt haben und es von ebendiesem ältesten Teil des Hirns gesteuert wird, der in Henrys Fall komplett im Arsch war. Also weinten wir für ihn.

Ich träume oft von Henry. Ich träume, dass er lebt, aber nicht so, als wäre er nie krank gewesen. Er ist der Henry, der überlebt hat, in einer vorstellbaren Zukunft, in der er noch bei der einen oder anderen Tätigkeit Hilfe braucht. In meinen Träumen kümmere ich mich also immer noch um ihn. Wir unternehmen etwas zusammen, und ich nehme ihn sogar mit zur Arbeit. In manchen Träumen ist er wieder gesund, manchmal wurden seine Kranialnerven irgendwie repariert, und alles ist wieder in Ordnung. Er läuft seiner Mutter in die Arme. Er spielt mit seinen Brüdern, oder er kämpft sogar mit ihnen, und ich finde alles wundervoll.

In anderen Träumen taucht ein schwer verwundetes Tier auf, und ich versuche panisch, es zu verarzten, habe aber nicht die richtigen Hilfsmittel dafür. Dann wache ich davon auf, dass ich weine und keine Luft bekomme. Ich liebe diese Träume. Sie tun höllisch weh und jagen mir Angst ein, und durch sie fühle ich mich Henry ganz nah.

In den Tagen nach Henrys OP zogen Leah und ich in eine Unterkunft neben dem Krankenhaus, die den Eltern zur Verfügung gestellt wird, deren Kinder auf der pädiatrischen Intensivstation sind. Sie unterschied sich nicht sonderlich von einem Studentenwohnheim, aber ich kann gar nicht zu stark übertreiben, wenn ich betone, wie wunderbar dieses Angebot ist, da man über Nacht nicht auf der Station bleiben darf. So aber kann man seinem Kind Gute Nacht sagen, dann einmal über die Straße gehen und in einem richtigen Bett schlafen und am nächsten Morgen als Erstes wieder zu ihm rübergehen. Aus welchem Grund auch immer hieß das Gebäude, in dem wir unterkamen, Italienisches Haus. Ein Name, der mich an Filme erinnerte, in denen James Bond oder Ethan Hunt sich in einem spartanischen Unterschlupf verstecken, ungeduldig auf weitere Anweisungen wartend, auf einen Briefumschlag mit Pässen und Bargeld oder Informationen zum nächsten Zielobjekt, die unter der Tür hindurchgeschoben werden. Leah und ich dagegen setzten uns zusammen und verdauten die Geschehnisse des Tages, verarbeiteten und sortierten alle Informationen, die wir erhalten hatten, und versuchten, sie zu begreifen und uns zu überlegen, welche Fragen wir am nächsten Tag stellen sollten.

In den ersten Tagen wankte ich von der Intensivstation zum Italienischen Haus und zurück und kam dabei auf den Gängen unweigerlich an einer Menge Kindern vorbei. Weil ich so viel Zeit auf der pädiatrischen Intensivstation verbrachte, wo die Kinder an Geräte angeschlossen sind und reglos daliegen, haute mich der Anblick von mobilen Kindern, die redeten und lächelten und ihre Gliedmaßen mit einem Riesenerfolg einsetzten, völlig um. Am liebsten hätte ich sie gepackt und ihre Arme und Beine wie die einer Marionette bewegt. Ich wollte sie durchschütteln und ihren Eltern Angst machen, indem ich sie anschrie: »IHR SEID WIE GOTT AUF ERDEN. ICH SCHWELGE IN EURER VOLLKOMMENHEIT!« Stattdessen wankte ich zurück ins Italienische Haus und starrte an die Decke, während mein Kopf beinahe explodierte.

Unser Bett war eine Plastikmatratze, die sich erhitzte, wenn wir den Stress des Tages darauf abstreiften, aber es gab eine Badewanne, und durch die Fenster hatten wir Ausblick auf einen Innenhof, der zu einem Kindergarten zu gehören schien. Das Zimmer hatte definitiv den Charme einer Gefängniszelle, aber es gab Leah und mir die Gelegenheit, alles zu verarbeiten, und es schweißte uns zusammen. Wir blicken beide als eine zärtliche, schmerzhafte und doch besondere Zeit darauf zurück. Wir durchlitten Höllenqualen, und wir liebten uns.

Schon bald wurde uns nur allzu deutlich bewusst, welches Glück wir hatten, gemeinsam alle nötigen medizinischen Entscheidungen treffen zu können. Ich trage eine absurde Menge an Hüten, damit ich einen nach dem anderen ziehen kann – aus Respekt vor allen Alleinerziehenden, die ähnliche Herausforderungen meistern müssen. Wir konnten uns ebenfalls absurd glücklich schätzen, dass wir nicht allzu weit vom Great-Ormond-Street-Krankenhaus entfernt wohnten, in dessen Betten Kinder aus dem ganzen Land und in manchen Fällen sogar aus aller Welt lagen. Unzählige Kinder waren mit einem Elternteil dort, während der andere Elternteil zu Hause in Stoke-on-Trent oder wo auch immer bei den anderen Kindern blieb. Uns war klar: So schlimm es auch war, es hätte uns noch schlimmer treffen können.

5

Nicht lange nach seiner Tracheotomie bekam Henry eine ernsthafte Infektion. Wenn der Hirnstamm durch eine OP beeinträchtigt wird, kann eine Infektion, die ein normales Kind ohne Weiteres abschüttelt, tödlich verlaufen. Wenn man dann auch noch durch einen neuen Zugang im Hals atmet, öffnet das vermehrten – und schlimmeren – Infektionen die Pforten. Henry war schwer krank, und es sah schlecht aus. Die Krankenschwestern, Ärzte und Ärztinnen begannen, ihren Aufgaben entschlossener und bedächtiger nachzugehen. Es schien, als würden sich immer mehr von ihnen um Henrys Bett versammeln. Sein Zimmer selbst fühlte sich schlecht an.

Eines Tages um die Mittagszeit herum beschlossen Leah und ich, ein paar Straßen weiter zu einem libanesischen Restaurant zu spazieren, um Falafel zu essen. Normalerweise hätten wir etwas zum Mitnehmen bestellt, aber diesmal setzten wir uns hin, um zu reden. Wir waren uns einig, dass es so aussah, als würde Henry sich darauf vorbereiten, zu sterben.

Keiner von uns beiden hatte das in seinem Beisein ansprechen wollen. Jetzt saßen wir erst einmal nur da. Wir überlegten uns keine Strategie, nichts; wir akzeptierten lediglich, dass es alles andere als eine ausgemachte Sache war, dass der Tunnel, durch den wir uns bewegten, uns eines Tages wieder ans Licht führen würde. Und wir nahmen die Tatsache in uns auf, dass womöglich etwas anderes als Krebs Henry umbringen würde.

Doch die Infektion brachte ihn nicht um. Er sprach auf ein Antibiotikum an und sein Zustand besserte sich innerhalb einer Woche. Er lächelte, als seine Brüder ihn besuchen kamen, und wir gaben ihm Küsse und drückten seine kleinen Füßchen.

Wir hatten oft das Gefühl, als würden wir mit jeder weiteren schlechten Nachricht, die wir erhielten, wie in Zeitlupe eine Treppe herunterfallen. Zuerst war da die rätselhafte Krankheit, und das Rätsel wurde »gelöst«, als wir herausfanden, dass es sich um Krebs handelte. Dann hinterließ die OP, die den Tumor entfernte, schwerwiegende Behinderungen. Dann machten ihn die anschließenden Eingriffe, um die Schäden an seinen Kranialnerven zu behandeln, anfällig für tödliche Infektionen. Als wir irgendwann den Bericht zu seiner OP durchgingen, fanden wir heraus, dass der Nerv, der für das Gehör seines linken Ohrs zuständig war, durchtrennt worden war und der Nerv für sein rechtes

Ohr beschädigt. Dass wir erst nach Wochen im Krankenhaus entdeckten, dass Henry zu allem Überfluss auch noch auf einem Ohr taub und auf dem anderen schwerhörig war, stand sinnbildlich für die ganze grausame Erfahrung; ein schrecklicher Nebeneffekt mit immensen Konsequenzen, der unter allem anderen vergraben gewesen war, sodass wir ihn fast übersehen hätten. Henry probierte es eine Weile mit einem Hörgerät, aber das wurde mit einem Gummiband an seinem Kopf befestigt, das den Shunt störte, der überschüssige Hirnflüssigkeit in seinen Magen ableitete. Nachdem er das Gerät also zum fünfzigsten Mal frustriert heruntergezogen hatte, setzten wir es nicht wieder ein und sprachen einfach mehr in sein rechtes Ohr.

Nach zwei Monaten auf der Intensivstation wurde Henry auf eine der diversen Krebsstationen im Great-Ormond-Street-Krankenhaus verlegt. Für die meisten Erkrankungen gibt es nur eine Station – eine für Nierenkrankheiten, eine für Atemwegserkrankungen –, Krebs jedoch braucht mehrere, denn er ist der große Killer. Henrys Onkologiestation hieß »Giraffe«.[2]

---

2 Jedes Mal, wenn ich aus irgendeinem Grund auf der Station anrief, musste ich zuerst bei der Krankenhauszentrale anrufen, wo mich ein Roboter zu ver-

Kurz bevor wir die paar Stockwerke auf eine neue Station umzogen, nahmen wir an einem wöchentlich stattfindenden Treffen der Eltern teil, deren Kinder hier wohnten und behandelt wurden. Es war furchtbar. Eine Mutter riss das Treffen mit Klagen über das Krankenhausessen an sich. Uns betraf das nicht, denn Henry bekam keine feste Nahrung. Das andere vorherrschende Thema war, wie man die Mikrowelle in der Elternküche vernünftig reinigte, um die Kinder zu schützen, deren Immunsystem von der Chemotherapie geschwächt war. Auch hier: Henry aß nicht. Ich bin sicher, dass diese Gruppen manchen Eltern helfen, aber uns vermittelte sie nur noch ein stärkeres Gefühl von Isolation. Wir gingen nie wieder hin.

---

binden versuchte. Die Stimme sagte: »Bitte nennen Sie den Namen der Station, mit der Sie verbunden werden möchten.« Beim ersten Mal sagte ich amerikanisch »Gi-RAFF«, woraufhin die Stimme entgegnete: »Leider konnte ich Sie nicht verstehen. Bitte nennen Sie den Namen der Station, mit der Sie verbunden werden möchten.« Ich rief mehrmals »Gi-i-RAFFFF«, zunehmend frustriert. Als ich immer noch kein Glück hatte, fragte ich mich, ob der Roboter vielleicht wollte, dass ich »Gi-RAHF« mit britischer Betonung sagte. Ich probierte es aus, und schon wurde ich verbunden. Was ich damit sagen will: Man weiß nie, welche Kämpfe die Leute im Stillen ausfechten, und ich fühlte mich äußerst diskriminiert.

Henry hatte, was man ein anaplastisches Ependymom WHO-Grad III nennt, und Chemotherapie steht bei dieser Art Tumor nicht immer auf dem Programm. Idealerweise hätten sie gern mit Protonentherapie gearbeitet, aber – noch so ein albtraumhafter Aspekt des Ganzen – Ärzte bestrahlen die Gehirne von Kindern unter drei Jahren nicht so gern, denn die Strahlentherapie mag noch so zielgerichtet sein, sie hinterlässt in der Regel dauerhafte Schäden. Die Entscheidungen, die wir treffen mussten, waren allesamt in faszinierender Weise fürchterlich. In diesem Fall half uns die Tatsache, dass Henry zu schwach war, um in absehbarer Zukunft entlassen zu werden. Wenn er schon im Krankenhaus bleiben musste, so unsere Überlegung, dann konnte er ebenso gut mit Chemotherapie beginnen.

Uns wurde gesagt, dass sein Urin und Stuhl giftig für uns seien und wir Gummihandschuhe tragen sollten, wenn wir ihn wickelten. Ich tat das nie. Vielleicht, weil er unser drittes Kind war und ich mittlerweile so gut Windeln wechseln konnte, dass ich nicht zu viel dabei abbekam? Auf jeden Fall wollte ich keine verdammten Gummihandschuhe anziehen, wenn ich meinen Sohn wickelte. Wickeln ist ein intimer Akt der Fürsorge, und es fassten ihn schon genug behandschuhte Hände an. Ich wusch sie mir danach ja ohnehin.

Aufgrund von Nervenschäden war Henrys hübsches Gesicht halbseitig gelähmt, wodurch es noch entzückender aussah. Die Lähmung macht die Pausbäckchen eines Kleinkinds noch pausbäckiger. Er war so ein schöner ramponierter Junge. All die prächtigen kleinen Unvollkommenheiten zwangen uns dazu, besonders vorsichtig zu sein; man weiß, dass man es mit etwas Kostbarem zu tun hat: die Gesichtslähmung, die OP-Narben an seinem Kopf, seine kleine Glatze, als ihm die Haare durch die Chemotherapie ausfielen. Und sein Hickman-Katheter – der permanente Zugang, durch den die Chemotherapie verabreicht wurde und der durch eine Vene in seiner Brust in eine größere Vene in der Nähe seines Herzens führte. Am liebsten drückte ich mein Gesicht mit der Augenhöhle an die Rundung von Henrys weichem Köpfchen und spürte, wie seine Wärme auf mein Auge abstrahlte. Nichts ist so seidig weich wie der Flaum auf einem Chemo-Köpfchen, den man kaum als Haare bezeichnen kann. Es war so wundervoll, dass ich meinen Kopf und mein Gesicht und meine Lippen und meine Augen nicht davon lassen konnte. Ich hielt Henrys Kopf in den Händen, küsste ihn und nahm seine Wärme mit den Augen in mir auf.

In der Kinderonkologie lernten wir die Krankenschwestern und Pfleger kennen, die unser Verhältnis zum NHS bestimmen sollten. Das Personal auf der Intensivstation war großartig, aber es ging dort so heftig zu, dass es schwer war, sich Namen und Gesichter zu merken. Aber auf der Giraffenstation begann Henry, sich in die Krankenschwestern zu verlieben – und wir auch. Er verbrachte dort mehrere Monate für seine Chemotherapie und machte mehrere Zyklen von Behandlungen und Erholungsphasen durch, sodass es ihm mal schlecht ging und er erschöpft war, er dann aber wieder unbedingt spielen wollte, so wie jedes Kind in seinem Alter.

Henrys Lieblingsmensch im Great-Ormond-Street-Krankenhaus war eine sogenannte HCA, eine Gesundheitspflegeassistentin namens Katie. Sie war zwar keine Krankenschwester (viele dieser Assistentinnen und Assistenten stecken allerdings gerade in der Ausbildung auf dem Weg dorthin), aber man braucht auch keinen Abschluss, um eine gehörige Portion Liebe und Zuneigung auszuteilen. Katie, die fürsorglich und klug und offiziell auf dem Weg zur Krankenschwester war, wurde Henry oft tagsüber zugeteilt. Sie wurde schnell ein Profi darin, Henrys Tracheostoma zu versorgen, und auch wenn sie keine Chemotherapie verabreichen durfte, konnte sie sich doch um die Nebenwirkungen kümmern, Henrys Luftzufuhr sicherstellen und ihm, allem voran, etwas vorlesen, für ihn singen und mit ihm spielen. Katie war nur eine der vielen wunderbaren Angestellten des NHS, die sich hervorragend um Henry kümmerten, aber es will viel heißen, dass diejenige, die in unserer Erinnerung am hellsten strahlt, eine der jüngsten war (dreiundzwanzig!) und sich noch ganz unten in der Hierarchie befand. Es war ihr ein Anliegen, sich um »das *ganze* Kind« zu kümmern, was bedeutete, dass sie natürlich aus medizinischer Sicht alles peinlich genau abhakte, aber genauso darauf achtete, dass Henry ein Lächeln auf den Lippen hatte (wenn auch nur ein halbseitiges). ICH WEISS NICHT, wie oft ich in sein Zimmer kam und sie dabei entdeckte, wie sie »Incy Wincy Spider« sangen und dazu die Handbewegungen machten, in einer kleinen Plastikwanne auf dem Boden spielten oder in einer Riesenschüssel getrockneter Linsen nach kleinen Dinosauriern fischten.

Und in dieser Hinsicht stand Katie nicht allein da, so begabt sie auch war. Eine Menge der Schwestern und Pfleger, auch die in höheren Positionen, war ebenfalls wunderbar im Umgang mit Henry. Katie war einfach diejenige, zu der Henry als Erstes so eine tiefe Verbindung aufbaute, und deswegen preise ich sie hier so sehr. Beim NHS gibt es viele Katies. Eine meiner größten Sorgen beim Verfassen dieses Buches bestand darin, dass ich nicht jede und jeden Einzelnen erwähnen und hochleben lassen kann, die und der so erheblich zu Henrys, und unserer, Lebensqualität beitrug.

Das strahlendste Lächeln, das ich jemals sah, tauchte auf Henrys Gesicht auf, als ein kleiner Therapiehund die Kinderonkologie im Great-Ormond-Street-Krankenhaus besuchte und zu Henry ins Zimmer kam, um mit ihm zu spielen.

Eigentlich mag ich keine kleinen Hündchen. Ich kann mich mit einem individuellen kleinen Hund bekannt machen und ihn respektieren, aber als Konzept machen sie mir schlechte Laune. Wahrscheinlich, weil ich weiß, dass sie von Menschen so gezüchtet wurden, und das halte ich für falsch. Sollen die Hunde sich doch vermehren, wie sie wollen (oder auch nicht, wenn man sie sterilisiert oder kastriert). Entscheidet nicht, welche Hunde es miteinander treiben sollen, nur damit ein Wurf jämmerlicher, zitternder, scheußlicher Welpen für euch dabei rauskommt, die auch ausgewachsen noch in eine Müslischale passen. Seht ihr auch noch dabei zu, wenn die Hunde sich paaren, oder helft ihnen sogar dabei? Das ist doch krank. Werden sie etwa bestraft, wenn sie sich weigern? Jedenfalls habe ich eher ein Problem mit den Hundezüchtern als mit ihrer verfluchten Nachkommenschaft. Ich kann seinen Ursprung einfach nicht ausblenden, wenn ich einen kleinen kläffenden Köter höre, der den Himmel anbellt, weil er tief in seinem Inneren weiß, dass Gott ihn vergessen hat.

Der Hund, der Henry besuchte, war allerdings

großartig, und das zwang mich dazu, mich den tief in mir verankerten Vorurteilen zu stellen, was ich für gewöhnlich zu vermeiden versuche. Die Chemotherapie lief bereits seit einer Weile, und Henry war erschöpft, langweilte sich und wollte nach Hause. Eines Morgens kam eine liebenswürdige Frau an seine Zimmertür und fragte, ob er Lola kennenlernen wolle, eine kleine braunweiße, kinderliebe Hündin. »JA, BITTE«, sagte ich, und sie kamen herein.

Ich nahm Henry seine diversen Kabel und Schläuche ab und setzte mich mit ihm auf dem Schoß auf den Boden. Ich wollte dafür sorgen, dass er sich mit dem Hund sicher und wohl fühlte. Er aber wand sich augenblicklich aus meinen Armen, damit er und Lola sich küssen und umarmen konnten. ER WAR SO GLÜCKLICH. Da seine linke Gesichtshälfte gelähmt war, war sein Grinsen auf der rechten Seite umso breiter. Mein Lächeln und euer Lächeln fällt mehr oder weniger symmetrisch aus, aber weil Henry nur auf einer Seite lächeln konnte, konnte man quasi messen, wie sehr er von seinem neutralen Gesichtsausdruck abwich, wenn er sich darüber freute, Lola abzuknutschen und von Lola abgeknutscht zu werden. Auf den Fotos von damals sieht es fast so aus, als würde er sein Gesicht überdehnen; als wäre das Ausmaß an purer Freude ein klein wenig zu viel gewesen, um gefahrlos auf einem menschlichen Gesicht zum Ausdruck gebracht zu werden. Es war bei Weitem, bei absolut Weitem das schönste Lächeln, das ich je gesehen habe. Sein kleiner Windelpopo auf dem Linoleum, die Beine mit den kleinen orthopädischen schwarzen Schühchen an den Füßen von sich gestreckt, sein Kopf mit dem weichen Chemoflaum, und im Gesicht der reinste Ausdruck von Freude, den man sich vorstellen kann. Danke, liebe Lola, und danke, Lolas Freundin, eine wundervolle Ehrenamtliche, die in ihrer Freizeit ins Krankenhaus kam, um mit Lola die krebskranken Kinder zu besuchen.

Falls ihr dieses Buch lest, weil jemand krank ist, den ihr liebt, oder weil ihr selbst krank seid und im Krankenhaus liegt, kann ich nicht genug betonen, wie wichtig es ist, während der Behandlung Dinge zu tun, wie mit einem Hund zu spielen. Einen Hund zu umarmen (und sei es ein kleiner) und sich von ihm das Gesicht abschlecken zu lassen, ist auf jeden Fall genauso wichtig wie die Chemotherapie, die Bestrahlung oder die OP. Warum? Weil es verdammt noch mal funktioniert, und zwar auf der Stelle. Wird die Chemotherapie anschlagen? Vielleicht. Die Bestrahlung? Kann sein. Kriegt man sich vor Freude nicht mehr ein, wenn man eine kleine Lola auf dem Schoß hält und mit ihr spielt? Absolut, und zwar auf der Stelle. Man braucht dafür kein Rezept und muss auch vorher keine Einverständniserklärung unterschreiben. Tragen Hunde Keime an sich? Vielleicht? Wahrscheinlich? Mir scheißegal. Ich weiß noch, dass das Krankenhauspersonal uns erklärte, eine Vielzahl der Infektionen und Erkrankungen, die während der Chemo durch das dadurch geschwächte Immunsystem auftauchen, würde durch Keime und Bakterien entstehen, die wir ohnehin ständig in und auf unserem Körper tragen. Man wird also so oder so krank von Chemotherapie; warum nicht vorher ein bisschen Spaß haben? Ich erinnere mich, wie wir Henrys behandelnden Onkologen relativ zu Beginn der Therapie fragten, ob wir mit Henry in den Park in der Nähe gehen dürften. Er entgegnete so etwas wie: »Aber ich bitte darum!«

Woraufhin wir fragten: »Aber ist sein Immunsystem nicht sehr geschwächt?«

»Das ist es in der Tat, aber es wird ihm im Park gefallen, und das ist sehr wichtig.«

Im Great-Ormond-Street-Krankenhaus wurde Henry unglaublich gut versorgt, und wir himmelten seine Krankenschwestern und Gesundheitsassistentinnen und Spieltherapeutinnen an. Auf seine Weise blühte er auf und war oft glücklich. Außerdem entwickelte er sich zu einem versierten Taschendieb. Aufgrund seiner starken Anziehungskraft liebten es die Schwestern, ihn auf den Arm zu nehmen und mit ihm auf der Matte auf dem Boden zu spielen und einfach in seiner Nähe zu sein, und häufig bemerkten sie danach, dass er ihnen den Kuli aus der Kitteltasche geklaut hatte. Wenn sie zurückkamen, um sich zu holen, was er stibitzt hatte, strahlte er sie (halb) grinsend an.

Weil er mit so viel Wärme umsorgt wurde, entschieden Leah und ich, wieder zu Hause zu übernachten. Die Entscheidung fiel uns schwer, schmerzte aber nicht, da wir wie gesagt nicht weit weg wohnten. Wir beschlossen es aus zweierlei Gründen. Einer davon war, dass aufgrund von Henrys kompliziertem Tracheostoma eine Schwester oder eine Gesundheitsassistentin die ganze Nacht über bei ihm sein musste. Der andere Grund war, dass Oscar und Eugene drei und fünf Jahre alt waren, und sie brauchten uns auch.

6

Ich wurde oft gefragt, ob es eine therapeutische Wirkung hatte, die vierte Staffel von *Catastrophe* zu schreiben, da sie so kurz nach Henrys Tod erschien. Ich weiß darauf keine Antwort. Ich glaube, Kunst ist ein unglaubliches, wunderbares, gesundes Mittel, um Gefühle aller Art zu verarbeiten, aber ich bin ebenso geneigt zu glauben, dass ich für eine Therapie zur Therapie gehe und meine Arbeit nicht mit Hoffnungen, Druck oder dem Anspruch belasten möchte, dass sie mich »heilt«, so gern ich sie auch ausübe. Dennoch habe ich eine Menge Schmerz in das Drehbuch und meine Darbietung gelegt. Wir haben die dritte Staffel geschrieben, als Henry krank war, und die vierte nach seinem Tod.

Nachdem die dritte Staffel *Catastrophe* ausgestrahlt worden war, wusste ich eine ganze Zeit lang nicht einmal, ob wir noch eine vierte drehen würden. Channel 4 im Vereinigten Königreich und auch Amazon in den USA wollten noch mehr Folgen, aber die dritte Staffel war schwer für mich gewesen. Henry war im Krankenhaus, während wir das Drehbuch schrieben und filmten, und es gefiel mir überhaupt nicht, nicht jeden Tag den ganzen Tag bei ihm zu sein. Gott sei Dank hatte Leah angekündigt, sich von mir scheiden zu lassen, sollte ich die Arbeit an der dritten Staffel so angehen wie bei den ersten beiden. Ich hatte keine Ahnung gehabt, dass es noch andere Arten gab, Fernsehen zu machen – vor allem, wenn man sowohl schreibt als auch produziert und Hauptdarsteller ist. Ich hatte gedacht, vielleicht verständlicherweise, dass man jede freie Sekunde, ob tags oder nachts, dafür opfern müsse. Während der ersten beiden Staffeln war ich ein absoluter Workaholic und ein sehr mieser Ehemann. Leah hatte sich von ihrer Arbeit als Lehrerin (die jahrelang den Großteil unserer Rechnungen bezahlte) freistellen lassen, um mit mir für ein halbes Jahr nach London zu ziehen, wo ich versuchen wollte, eine Fernsehserie zu drehen. Und zwar mit unseren ein und drei Jahre alten Söhnen UND dazu noch schwanger mit Henry! Und? Wir kannten in London keine Menschenseele. Und wir zogen im Herbst dorthin, die Jahreszeit, nach der der Winter einbricht, wenn die Sonne verboten früh am Nachmittag untergeht. Sorgte ich dafür, dass wir in eine Wohnung im Souterrain zogen, wo der Blick aus dem Schlafzimmerfenster nach *oben* auf Mülltonnen zeigte? Allerdings. Verbrachte ich vierzehn Stunden am Tag mit meiner Arbeit? Regelmäßig.

Es gefällt mir ganz und gar nicht, das hier geschrieben zu sehen. Ich war ein schlechter Ehemann und ein außerordentlich gutes Rädchen im Fernseh-Getriebe. Als Erklärung kann ich lediglich liefern, dass ich erkannt hatte, dass das hier meine Chance war, im Alter von siebenunddreißig Jahren, vollends »im Geschäft anzukommen«. Fälschlich ging ich davon aus, dass ich dafür meine familiären Verpflichtungen auf Stand-by stellen müsste oder könnte. An dieser Stelle würde ich gern alle Leserinnen und Leser dazu auffordern, sich stellvertretend für mich zu ohrfeigen, um körperlich spürbar zu machen, dass man familiäre Verpflichtungen nicht auf Stand-by stellen kann. Es geht einfach nicht, ohne echten Schaden zu erzeugen. Und genau das habe ich getan! Und zwar während ich den liebenden, aufmerksamen Partner und Vater in einer Fernsehserie gab, die auf Bussen beworben wurde, die wiederum an meiner Frau vorbeifuhren und sie mit Regenwasser bespritzten, während sie *schwanger* einen Geschwisterbuggy schob, um Windeln und Klopapier für mich und meine Kinder einzukaufen, was wir für unsere jeweiligen Kackvorgänge benötigten. Ich aale mich in Scham und Schande.

Glücklicherweise verglühten die Kohlen der Selbstachtung in Leah nicht, sondern loderten orangeleuchtend auf, und sie forderte mich auf, schleunigst meinen Scheiß auf die Reihe zu kriegen, oder sie würde mich verlassen. Ein Teil unserer Vereinbarung bestand darin, dass ich die Zeit, die ich mit meiner Partnerin in der Sendung, Sharon Horgan, mit Schreiben verbrachte, deutlich verringern würde und dass wir einen Assistenten einstellen würden. Nur wenige Tage nachdem wir uns auf diese Bedingung geeinigt hatten, gewannen Sharon und ich den BAFTA für das beste Comedy-Drehbuch. Genau einen Tag später teilte uns ein Arzt mit, dass Henry womöglich einen Hirntumor hatte, und vereinbarte einen Termin für eine MRT, die diese Vermutung bestätigen würde. Ich verringerte meine Stundenanzahl noch weiter und lernte daraus die extrem wertvolle Lektion, dass man anders viel effizienter und konzentrierter arbeiten konnte. Und unsere Drehbücher wurden sogar noch besser!

An den Arbeiten zu den Staffeln drei und vier gefiel mir besonders, dass wir Büroräume in der Nähe von Henrys Krankenhaus und nach seinem Tod um die Ecke von meinem Zuhause angemietet hatten. Es waren seltsame Räumlichkeiten, wo niemand sonst in der Unterhaltungsbranche arbeitete, und das verlieh dem Vorgang ein weniger Showbizmäßiges Gefühl, sodass wir nicht in Versuchung gerieten, etwas anderes zu tun, als zu arbeiten. Ich hätte da einen Tipp zum Schreiben: Mietet euch ein Büro in einer langweiligen Gegend, wo auf keinen

Fall Maya Rudolph oder Frankie Boyle nebenan arbeiten und andauernd reinkommen, weil sie ihr Portemonnaie vergessen haben oder eure Meinung zu etwas hören wollen, was sie geschrieben haben.

Leah und ich lernten uns 2004 kennen, als wir ehrenamtlich als Betreuer und Betreuerin in einem Ferienlager namens Camp Jabberwocky arbeiteten. Camp Jabberwocky liegt auf Martha's Vineyard vor der Küste von Massachusetts. Es wurde in den Fünfzigerjahren von der englischen Logopädin (und Mutter und Witwe) Helen Lamb als ein Ort gegründet, an dem Menschen mit Behinderungen einen Sommer voller aufregender Aktivitäten im Freien erleben konnten. Da es schwierige körperliche Arbeit bedeutet, Menschen mit bestimmten Behinderungen beim Windsurfen oder in einem Hochseilgarten zu helfen, ist der Schlüssel von Teilnehmenden zu Betreuenden eins zu eins. Während der Wochen, in denen wir uns kennenlernten, halfen Leah und ich also zugleich unseren jeweiligen Schützlingen (die beide an Zerebralparese litten) beim Schwimmen, beim Schauspielern in einer kompletten Musicalproduktion oder dabei, auf die Toilette zu gehen. Ich verliebte mich heftiger und schneller in Leah, als ich mich je zuvor verliebt hatte, und das sagte ich ihr auch mehrmals am Tag.

Ein Jahr später verlobten wir uns, und auf den Tag genau noch ein Jahr später heirateten wir auf dem Gipfel eines Berges im Westen von North Carolina. Inzwischen sind wir schon bald zwei Jahrzehnte verheiratet. Dieses zweite Jahrzehnt gefällt mir besser als das erste, denn ich habe auf schmerzhafte Weise gelernt, dass die Beziehung zu meiner Ehefrau genauso viel Aufmerksamkeit braucht wie die Beziehung zu meinen Kindern. Es steht euch frei, ein eigenes Urteil über das zu fällen, was ich jetzt erzähle, aber in den Anfängen meiner Ehe hatte ich ernsthaft geglaubt, dass ich mit meiner Aufmerksamkeit mal dort, mal woanders sein konnte, je nachdem, wie es mir passte, da Leah ja eine selbstständige erwachsene Frau war. Natürlich liebte ich sie, und ich mochte sie sogar, doch wenn ich etwas Bestimmtes nicht mit ihr besprechen oder sie emotional ausklammern wollte, ehe ich eine bedeutende Entscheidung traf, war das in Ordnung, sie war ja schließlich kein Kind, das für Essen und Schuhe und so weiter auf mich angewiesen war. Diese Herangehensweise ging ganz und gar nicht auf, und hätte ich nicht den Kurs gewechselt, hätte das zu einer Trennung geführt. Im Leerlauf kann man nur bergab fahren …

Ich kann es nur auf Gnade zurückführen, dass ich noch die Kurve gekriegt habe. Gnade hat mich aufgesucht und mir erklärt, dass ich die Beziehung zu meiner Frau nicht als gegeben hinnehmen kann – wenn ich möchte, dass sie hält. Na ja, Gnade und Henrys Krankheit, die wie ein Blitz eingeschlagen ist.

Wir entschieden uns aktiv dafür, unsere Ehe zu bewahren, tagein, tagaus, durch Henrys Erkrankung hindurch. Das stellte sich ganz simpel dar. Einmal die Woche verabredeten Leah und ich uns zu zweit, sogar während Henry auf der Intensivstation lag. Es musste kein schickes Restaurant mit Tischdecke sein. Es konnte ein Spaziergang im Park mit Händchenhalten sein. Frühstück in der Nähe vom Krankenhaus. Aber wir mussten einander ansehen und berühren und nachfragen, wie es dem oder der anderen ging. Diesen Austausch nahmen wir dann mit in den restlichen Tag, wir berührten uns, redeten, lauschten der Stimme des oder der anderen. Abends, wenn wir nicht so erledigt waren, dass wir vor dem Fernseher einschliefen, lasen wir einander vor. Leah findet es so wunderbar, sich gegenseitig etwas vorzulesen, weil es sowohl aktiv als auch passiv ist. Man liegt da und wird unterhalten, auch wenn man selbst gerade liest, und man setzt seine Vorstellungskraft viel stärker ein, als wenn man vor dem Fernseher sitzt. Anschließend kann man sich darüber austauschen, wohin man in seiner Vorstellung gereist ist. Am längsten hat uns in dieser Zeit Michel Fabers Neunhundert-Seiten-Saga *Das karmesinrote Blütenblatt* begleitet. Es ist ein ausschweifender Familienroman, der um 1870 in London spielt und uns dankenswerterweise komplett in eine andere Welt versetzte. Blöd war nur, dass in dieser Welt einer der Protagonisten ebenfalls an einem Hirntumor stirbt.

Ich bin eigentlich eher zurückhaltend mit Ratschlägen, aber hier muss ich doch einen Rat anbringen: Wenn ihr euch jemals in einer Situation wiederfindet, die der meiner Familie ähnelt, vergesst nicht, allen anderen Familienmitgliedern regelmäßig eure Liebe zu schenken, sie zu berühren und ihnen in die Augen zu schauen. Schon zu Beginn unseres Krankenhausaufenthalts kam mir das Bild von unserer Familie als die fünf Finger an einer Hand in den Sinn. Jeder einzelne Finger ist wichtig, selbst die krummen und/oder behaarten. Es besteht die Versuchung, sich nur um den Patienten zu kümmern, vor allem, wenn er oder sie ein kleines Kind ist, aber wenn Sie andere Familienmitglieder ignorieren, dann tun Sie das auf eigene Gefahr. Ich kann nicht für meinen kleinen Henry sprechen, aber ich gehe jede Wette ein, dass er sich freute, dass Leah und ich uns gut um die Brüder kümmerten, die er so liebte, und umeinander.

Henrys Brüder gingen so wundervoll mit ihm um. Eugene war fünf, als Henry diagnostiziert wurde, und sechs, als er starb. Oscar war drei und dann vier. Sie waren so ein hübscher kleiner Haufen. Die beiden Großen liebten Henry innig, und er sie genauso. Immer wieder während Henrys erstem Lebensjahr kam mir ganz bewusst der Gedanke: »Was haben wir nur für ein Glück, dass wir DREI gesunde Kinder haben! Alle drei gesund. Nicht jedes Kind auf der Welt ist gesund, aber diese drei schon. Wir haben so ein Glück.« Ganz genau, das dachte ich wirklich. Wahrscheinlich sagte ich es Leah auch. Eltern bewundern ihren Nachwuchs auf unzählige Arten, und das war eine von meinen.

Ich weiß noch, dass ich bei Eugenes Geburt gehofft hatte, er wäre ein Mädchen. Aus irgendeinem Grund hatte ich angenommen, dass eine Tochter meine väterlichen Gefühle besser wecken könnte oder so etwas. Unsinn. Ich war verrückt nach ihm, kaum kam er aus seiner Mutter herausgeschossen. Als dann Oscar kam und auch ein Junge war, war ich ungefähr elf Sekunden lang traurig. Vermutlich fand ich, wir hätten ein Mädchen »verdient«, um uns zu vervollständigen. Doch dann sprach Oscar, noch von Fruchtwasserglibber überzogen, zu mir und teilte mir mit, dass ich ihn bis in alle Ewigkeit lieben und jedes Mal dahinschmelzen würde, wenn ich ihn erblickte. Ich gehorchte sofort – und schmelze noch immer dahin, wenn ich sein wunderhübsches Lächeln sehe. Als Henry schlüpfte und

WIEDER EIN JUNGE war, lachte ich nur noch. Natürlich war er ein Junge!

An dieser Stelle kann ich erzählen, dass wir nie im Voraus wissen wollten, welches Geschlecht unsere Kinder hatten. Gott sei Dank waren Leah und ich uns da einig. Auch wenn es heutzutage so gängig ist, es vorher herauszufinden, muss ich darüber immer noch stutzen. Was zur Hölle stellt man mit dieser Information an? Übt man an einer anatomisch korrekten Puppe, wie man gelblichen, flüssigen Stuhl abwischt? Genießt doch das Geheimnis für ein paar Monate!

Wir hatten unser Fast-ein-Jahr relativer Gesundheit mit den Jungs, nicht ahnend, dass neben Henrys Hirnstamm langsam, aber sicher ein Tumor wuchs. Sobald der Albtraum der Diagnose, der OP, der Behinderungen und Chemo und allem, was das mit sich brachte, zu unserem Normalzustand geworden war, gaben wir unser Bestes, um unser Familienleben auf zwei Krankenhäuser und ein Zuhause aufgeteilt zu gestalten. Die beiden Großen kamen regelmäßig ins Krankenhaus. Ich finde es immer noch zum Brüllen, dass wir Eugene und Oscar »die Großen« nannten (und immer noch nennen), obwohl sie gerade mal drei und fünf waren und ihren Eltern dabei beistehen mussten, sich um einen Einjährigen mit Hirntumor zu kümmern, eine Aufgabe, die stumpf und anstrengend sein konnte. Aber ich kann euch versichern, dass sie es großartig meisterten. Da wir in beiden Krankenhäusern auf der Kinderstation waren, gab es sowohl drinnen als auch draußen Spielbereiche mit wirklich tollem Spielzeug, Büchern und Bastelsachen. Die beiden Großen spielten dort, und wenn er konnte, nahmen sie Henry mit. Ebenso hatten sie kein Problem damit, brav mit uns bei ihm im Zimmer auf dem Boden zu sitzen, Kekse zu futtern und singen zu üben.

Wir feierten auch alle Feste bei Henry im Krankenhaus. Halloween, Geburtstage, Weihnachten. Und wissen Sie was? Normalerweise hatten wir Spaß dabei. Es gibt ein Foto von uns an Halloween, auf dem wir alle als Skelett verkleidet sind. Und wer keinen Spaß daran hat, sich auf der Krebsstation für Kinder als Skelettfamilie zu verkleiden, dem kann ich auch nicht weiterhelfen.

7

Eines Abends waren Eugene, Oscar und ich bei Henry im Great-Ormond-Street-Krankenhaus. Wir hatten uns etwas bei McDonald's geholt und spielten. Hatten uns Bücher angeschaut und ein paar Trickfilme. Leah kam herein, um uns abzulösen, sie wollte über Nacht bleiben, um der Nachtschwester zuzusehen und einige der Fertigkeiten zu üben, die sie bräuchte, wenn Henry endlich wieder zu uns nach Hause käme. Sie war mit ihrer lieben Freundin Clare gekommen, die Henry besuchen und Zeit mit Leah verbringen wollte, so wie sie es damals öfter tat.[3]

---

3 Ein Rat an alle, die eine Freundin oder einen Freund oder jemanden in der Verwandtschaft mit einem schwer kranken Kind haben: Drängt euch den Betroffenen auf und verbringt Zeit mit ihnen. Sie werden euch schon rausschmeißen, wenn sie Raum brauchen, aber verschwendet bloß keine Zeit mit Angeboten wie: »Melde dich, wenn ich irgendetwas für euch tun kann.« Das sagt ihr für euch selbst, nicht für die anderen. Ihr könntet ebenso gut gähnend vor euren Freunden stehen und

Ich brachte Leah auf den neuesten Stand des Nachmittags, und wir umarmten und küssten uns zum Abschied. Dann schnappte ich mir die beiden Großen, und wir verließen das Krankenhaus, verabschiedeten uns von den Schwestern und gingen zur Bushaltestelle, um zurück zu unserer Wohnung ein paar Kilometer entfernt zu fahren. Die Doppeldeckerbusse hatten den Reiz des Neuen noch längst nicht verloren, also gingen wir die Stufen hoch. Wir quetschten uns ganz vorn auf zwei Sitzplätze und betrachteten London von oben. Mein Handy klingelte, es war meine Schwester, und sie klang seltsam abwesend und konzentriert zugleich.

Sie erzählte mir, dass Tobias außerhalb von Boston von einer Autobahnbrücke gesprungen und tot war.

Ich weiß nicht mehr, wie ich reagierte. Ich glaube, ich stand auf und entfernte mich von den Jungs, damit sie unser Gespräch nicht mithörten.

---

etwas Spannenderes hinter ihnen betrachten. Fahrt hin, bringt etwas zu essen mit, besucht das Kind, berührt es, hebt es hoch und scheucht die Eltern hinaus, damit sie spazieren gehen. »Wenn ich irgendetwas tun kann …« Ja, du könntest mir die Zehennägel schneiden und die Küche aufräumen, während ich schlafe. Worauf wartest du? Du hast doch gefragt, ob du irgendetwas für mich tun kannst. Clare war einer dieser Menschen, die nicht fragten – sie war einfach da.

Mir wurde bewusst, dass der Bus stehen geblieben war, und zwar schon seit einer Weile. Es tut mir leid, dass ich nicht mehr weiß, was ich gesagt habe. Etwas Liebevolles, vermute ich, denn so rede ich meistens mit ihr. Habe ich ihr versprochen, auf der Stelle zu ihr zu fliegen und sie zu unterstützen? Vielleicht, denn das würde ich schon bald tun. Der Bus fuhr immer noch nicht weiter. Vor einer großen Kreuzung war eine Baustelle. Ich ging mit den Jungs nach unten und stieg aus, dann liefen wir an der Baustelle vorbei und hielten Ausschau nach einem Taxi. Die beiden wussten nicht, dass ihr Onkel Jojo tot war. Sie liebten ihn, und er liebte sie. Er war ein sehr guter Onkel, ein lustiger, lieber, aufmerksamer Onkel. Es würde sie so traurig machen und durcheinanderbringen. Sie liefen vor mir die Straße entlang, und mein Verstand schreckte heftig vor dem Gedanken zurück, es ihnen zu sagen.

Im Taxi rief ich Leah an und erzählte es ihr mit gedämpfter Stimme. Sie fing laut an zu schluchzen. Sie liebte Tobias so innig. Er war klug und neugierig und redete für sein Leben gern über große Ideen, genau wie sie. Die Krankenschwestern rieten ihr, nach Hause zu fahren, und als sie eintraf, saßen wir benommen beieinander. Unser ein Jahr alter Sohn bekam Chemotherapie, nachdem eine Hirn-OP Behinderungen bei ihm verursacht hatte, und jetzt lag unser wundervoller Schwager in der Leichenhalle. Alles tat weh.

Wie kann ich von Tobias erzählen? Bis vor ein paar Monaten zuvor hatte ich nicht einmal gewusst, dass er unter Depressionen litt. Ich schätze, weil ich selbst damit kämpfte und Medikamente deswegen einnahm – und recht offen damit umging –, hatte ich das Gefühl, ich würde direkt eine Warnmeldung erhalten, sobald jemand in meinem Umfeld ein ähnliches Problem hatte. Das war allerdings nicht der Fall.

Man muss sich nicht in den Ehemann seiner Schwester verlieben. Ich kenne eine Menge Leute, denen das nicht passiert ist. Aber ich freute mich wirklich bei jedem Besuch darauf, Tobias zu sehen. Und Leah ebenfalls! Leah und Tobias genossen es AUSGIEBIG, wenn sie sich trafen. Sie verdrehten gemeinsam die Augen bei all den merkwürdigen Verhaltensweisen, die sich in unserer Familie über die Jahrzehnte entwickelt hatten. Sie hatten sich nicht einfach nur »lieb« oder tolerierten einander, sie mochten sich. Wir mochten uns alle.

Ein paar Monate zuvor hatte meine Schwester mir erzählt, dass Tobias im Laufe des letzten Jahres immer depressiver geworden war, bis er alle damit schockierte, dass er sich eines Tages aus Sorge um seinen Verstand selbst in eine Klinik einweisen ließ.

Damals war ihre Tochter Marie zwei Jahre alt, und sie hatten darüber gesprochen, noch mehr Kinder zu bekommen. Maggie war davon ausgegangen, dass sie ihre Zukunft planten, ihre gemeinsame Familie.

Unter normalen Umständen hätte ich mich viel mehr eingemischt und mich mit Tobias' Scheiß befasst, um herauszufinden, wie ich ihm hätte helfen können. Aber der winzige Henry lag an Geräte angeschlossen im Krankenhaus in London, und das vereinnahmte mich voll und ganz. Außerdem ging ich davon aus, dass es sich schon wieder einrenken würde, wo Tobias doch so mutig gewesen war und sich Unterstützung geholt hatte, selbst wenn es noch etwas dauerte, bis seine Medikamente richtig eingestellt wären. Ich selbst hatte ein paar furchterregende Episoden erlebt, kurz nachdem ich vor vielen Jahren trocken geworden war, und Medikamente und Therapie hatten mich da durchgebracht. Tobias verließ nach ungefähr einer Woche mit den verschriebenen Antidepressiva die Klinik, und – das war ganz entscheidend – viele ihm nahestehende Menschen wussten nun Bescheid, dass er mit etwas sehr Ernstem kämpfte. Wahrscheinlich dachte ich, dass die Ehrlichkeit und das Sonnenlicht, das er hereingelassen hatte, es schon schaukeln würden.

Ich hatte Tobias und Maggie ein paar Monate vor seinem Tod besucht, kurz nachdem er aus der

Klinik gekommen war. An einem wunderschönen warmen Tag fuhren er und ich ein wenig herum, und ich leierte meinen Vortrag herunter, der wahrscheinlich aus meiner Grundüberzeugung bestand, dass Depression ein Arschloch ist und dass es vollkommen okay ist, wenn sie einem Angst einjagt. Einer der heimtückischsten Aspekte einer Depression ist, dass sie einen glauben macht, sie werde bis in alle Ewigkeit andauern. Was natürlich unmöglich ist. Das würde ich vermutlich jedem sagen, der sich damit rumschlägt. Ich sagte es auch Tobias: Es wird nicht bis in alle Ewigkeit so bleiben, weil NICHTS ewig gleich bleibt, selbst (und vielleicht gerade) Gefühle, von denen man sich WÜNSCHTE, sie würden ewig andauern. Das war eine der enorm hilfreichen Erkenntnisse aus meinen ersten Jahren bei den Anonymen Alkoholikern. Eine andere war die, dass man sich auf die Überzeugungen anderer stützen kann, wenn man am Boden ist und selbst nicht daran glauben kann. Kannst du glauben, dass *ich* es glaube? So in der Art. Findest du denn, ich bin ein beschissener Volltrottel? Und du ein allwissender kosmischer Despot? Warum nicht die Möglichkeit offenlassen, dass andere einen lieben, ob einem das gefällt oder nicht, und dass die Menschen, die möchten, dass man noch etwas bleibt, nicht alle falschliegen.

Diese Art von Gedankenspiel betrieb ich, als

mich während meiner zwei furchtbaren Phasen von Depression heftige Selbstmordgedanken plagten. Die Medikamente, die ich zu der Zeit bekam, nehme ich noch heute.

Wir fuhren durch Gloucester, Massachusetts. Ich glaube, wir hatten kein bestimmtes Ziel vor Augen. Ich wollte einfach etwas mit Tobias rauskommen und mit ihm reden. Er wirkte völlig fertig, und ich spürte, dass etwas zwischen uns stand. Nach etwa einer halben Stunde fuhren wir zurück und sprachen während meines Besuchs über nichts Ernstes mehr. Das war im Sommer gewesen, eine kurze Reise mit den Großen, um ihnen ein wenig Normalität zu bieten. Im darauffolgenden Herbst ging Tobias erneut in eine Klinik. Ich empfand das als einen enormen Beweis von Mut und Liebe zu seiner Familie. Zum verdammten ZWEITEN MAL innerhalb eines Jahres geht er von sich aus in eine Klinik, um sich wegen Depressionen behandeln zu lassen? Wie brutal schwer das gewesen sein muss. Natürlich war ich in Kontakt mit meiner Schwester, und sie erzählte mir, wie viel Angst es ihr machte und wie schwer es für sie war. Aber ich flog nicht wieder zu ihnen, um Tobias in meine Arme zu nehmen, für ihn da zu sein und seinen Ärztinnen und Ärzten damit in den Haaren zu liegen, einen Wochenplan und einen Dreimonatsplan und einen Sechsmonatsplan aufzustellen, und ich zog auch nicht bei ihm ein, um ihn zu mentaler Gesundheit zu zwingen, was ich vielleicht getan hätte, wäre Henry nicht im Krankenhaus gewesen. Wahrscheinlich werfe ich mir das vor, weil wir nichts ausrichten konnten, was Henry am Leben halten würde, und deswegen wollte ich daran glauben, dass es einen Maßnahmenkatalog gab, der Tobias am Leben gehalten hätte. Ich weiß es nicht.

Ich flog zu seiner Beerdigung nach Boston. Meine Mutter und ich stützten Maggie, als sie sich am Bordstein erbrach, bevor sie in den Wagen stieg, der sie zur Beerdigung ihres Mannes fahren sollte. Tobias sah so gut aus, wie er in seinem Sarg lag. Er war wunderschön.

Nach der Beerdigung flog ich zurück nach London und nahm mir ein Taxi von Heathrow direkt zum Krankenhaus, wo ich in den OP eilte, um Henry festzuhalten, während sie seine kaputte Ernährungssonde reparierten.

Etwa einen Monat nachdem Tobias gestorben war, beschlossen meine Mutter und meine Schwester, sich Trauertattoos stechen zu lassen. Dafür fuhren sie nach Salem, Massachusetts, eine Stadt, die vor allem dafür bekannt ist, dass man dort im siebzehnten Jahrhundert Hexen hinrichtete und im zwanzigsten und einundzwanzigsten Jahrhundert gruselige T-Shirts feilbot, die diese Tatsache feierten. Im Anschluss an die Tätowierung gingen meine Mutter und Schwester auf ein Glas Wein in eine Bar gegenüber. Als sie sich gesetzt hatten, kam ein Bekannter zu ihnen an den Tisch und begrüßte sie. Meine Mutter erkundigte sich, wie es ihm gehe, und er antwortete: »Ach, furchtbar. Gerade ist eine Menge los. Meine Tochter hat vor ein paar Monaten geheiratet, und jetzt lässt sie sich scheiden. Es ist einfach schrecklich.«

»Oh nein, das ist ja schlimm«, erwiderten meine Mutter und / oder meine Schwester.

»Wie geht es dir denn, Maggie?«, fragte der Mann.

»Nicht so gut. Mein Mann hat sich vor einem Monat das Leben genommen. Wir haben eine zwei Jahre alte Tochter. Ich weiß nicht mehr weiter.«

Der Mann war sprachlos, denn das überschritt seine Bewältigungskompetenzen ganz offensichtlich um Längen. Er blinzelte mehrmals und wandte sich dann an meine Mutter. »Wie geht es Rob? Ich hab gehört, dass es gut für ihn läuft in London.«

Die Augen meiner Mutter glänzten, und sie sah Maggie an. »Soll ich es ihm sagen?«

»Nur zu«, sagte Maggie.

»Na ja, Robs jüngster Sohn, er ist ein Jahr alt, liegt im Krankenhaus und bekommt Chemotherapie wegen eines Hirntumors. Die OP, die den Tumor entfernen sollte, hat Behinderungen bei ihm verursacht, deswegen müssen Rob und seine Frau ziemlich viel kompliziertes medizinisches Zeug lernen, damit sie sich um ihn kümmern können. Der Kleine hatte schon ein paar schwere Infektionen. Es ist nicht leicht, das Leben mit drei kleinen Kindern zu managen, wenn man zwischen zu Hause und dem Krankenhaus pendelt. Bei Rob läuft es also nicht so gut.«

Jetzt schaltete der Mann vollends ab und wankte davon. Maggie und meine Mutter aber fingen hysterisch an zu lachen. Das gackernde, delfinartige Lachen der Verrückten, für das die beiden mit Sicherheit vom Staat hingerichtet worden wären, hätte es sich dreihundert Jahre früher am selben Ort ereignet.

Und verrückt sind wir ja auch. Oder es ist zumindest, als lebten wir auf einem Außenposten des Mondes. Ich profitiere zutiefst davon, dass meine Schwester ebenfalls dort lebt, aber eigentlich wünschte ich mir, ihr Leben hätte sich anders entwickelt, sodass sie nicht dort leben müsste.

Tobias starb im Oktober 2016, Henry im Januar 2018. Innerhalb relativ kurzer Zeit wurden Maggie und ich beide von einer Tragödie niedergerissen. Wir haben sonst keine Geschwister und standen uns schon immer sehr nahe. Als die Dominosteine kippten, waren wir sowohl fassungslos als auch am

Boden zerstört. So spielte es sich ab: Henry wird mit Krebs diagnostiziert, und die OP, die den Tumor entfernt, lässt ihn mit Behinderungen zurück. Tobias lässt sich innerhalb weniger Monate zweimal in eine Klinik einweisen. Tobias stirbt. Henrys Tumor wächst wieder, was bedeutet, dass er sterben wird. Henry stirbt.

Was? Wie? Wir hätten es vielleicht noch begreifen können, wären sie beim selben Brand oder Autounfall ums Leben gekommen, aber jedes Mal, wenn mir wieder bewusst wird, wie kurz aufeinander sie gestorben sind, kommt es mir einfach nur irrsinnig vor, und dann muss ich mir sagen, ja, aber genau das ist passiert.

In der Zeit zwischen den Todesfällen las ich *Das Jahr magischen Denkens* von Joan Didion. Zu Beginn des Buches, als Didions Mann Gregory Dunne stirbt, blieb ich eher unberührt. Dunne war einundsiebzig, und ich hoffte, dass mein Zweijähriger es bis drei schaffte. Einundsiebzig fühlte sich ganz anständig an. Dunne starb allerdings, als die gemeinsame Tochter Quintana bewusstlos und mit Lungenentzündung und septischem Schock im Krankenhaus lag. Während Didion sich darauf vorbereitet, auf diesen beiden Wellen des Entsetzens zu reiten, fing es in mir an zu surren. Ich reagierte nicht darauf, dass ein älterer Mann starb, das konnte ich nicht, aber sobald seine Witwe sich um ihre bewusstlose Tochter auf der Intensivstation kümmern muss, während sie um ihren soeben verstorbenen Lebensgefährten trauert – nun ja, das war das Buch, das ich zu dem Zeitpunkt brauchte. Ich bin seit zwanzig Jahren trocken, aber was ich bei der Lektüre dieses Buches verspürte, kam drei Bieren und einem Zug aus einer Bong gleich. Didion gab mir das Gefühl, weniger allein zu sein.

Ich rief Maggie an und erzählte ihr davon. Wir lachten darüber, wie selig und friedvoll es mich offenbar stimmte, darüber zu lesen, wie jemand an den Knöcheln durch die Hölle geschleift wird. Didion selbst starb keine vier Jahre nach Henry im Dezember 2021. Mach's gut, Joan, und danke, es war mir eine Freude!

Es wäre nicht einfach, jemandem zu erklären, auf welche Art und Weise Maggie und ich uns in den letzten paar Jahren unterstützt haben. Sie anzurufen und zu hören, wie es ihr geht, ist für mich von entscheidender Bedeutung, ihr geht es genauso. Ich wünschte, das Schicksal hätte uns nicht mit genau den nötigen Qualifikationen ausgestattet, um einander wahrhaft und wesentlich helfen zu können, aber das hat es nun mal getan, und das nutzen wir. Bekackte kosmische Symmetrie vom Allerfeinsten. Wenn einer von uns weint, versuchen wir nicht, es wieder hinzubiegen, und wir stammeln auch keine Floskeln. Wir hören einfach zu und geben Halt.

8

Henry blieb sieben Monate im Great-Ormond-Street-Krankenhaus. Danach benötigte er die spezialisierte Versorgung dort nicht mehr und konnte ins Whittington umziehen, wo er keine zwei Jahre zuvor geboren worden war. Wir sträubten uns erst gegen die Verlegung, schließlich wollten wir ihn am liebsten bei uns zu Hause haben. Hinzu kam, dass ich gerade die dritte Staffel *Catastrophe* drehte, was bedeutete, dass Leah den Wechsel allein stemmen musste. Außerdem war niemand im Whittington dafür ausgebildet, Henrys Art von Tracheostoma zu versorgen.

Aber natürlich stellten sich das Whittington und sein Personal als wunderbar heraus. Im Handumdrehen machten die Angestellten sich mit Henrys Atemkanüle und all seinen anderen komplexen medizinischen Angelegenheiten vertraut. Vor allem aber gingen sie auf ihn als Kind mit Wünschen und Bedürfnissen ein, die über das rein Körperliche hinausgingen. Eine Stationsschwester nahm ihn mit an den Empfangstresen, wo er alle, die hereinkamen, mit seinem strahlenden halben Lächeln begrüßen durfte. Die Physio- und Spieltherapien waren großartig, und Henry liebte sowohl die Innen- als auch die Außenspielbereiche, die anständig mit Spielzeug ausgestattet waren und wo er in einer Spielküche werkeln konnte. Mit Oscar fuhr er im Tandem auf den diversen Fahrzeugen herum.

Während seiner Zeit im Whittington wurde Henry alle zwei Wochen für die Chemo zum Great-Ormond-Street-Krankenhaus gefahren, was ihn jedes Mal krank machte, und es musste Vorsorge getroffen werden, dass keine der Infektionen aus dem Ruder lief. Mit jeder Chemo-Dosis ging es ihm ein bisschen schlechter. Schließlich, nach etwas sechs Monaten, wurde Henry ganz plötzlich sehr krank. Das Personal vom Whittington erkannte es als Sepsis und schickte uns in einem Krankenwagen in die Great Ormond Street. Wir fuhren regelmäßig im Krankenwagen, aber nur dieses eine Mal raste der Fahrer mit Blaulicht durch den Verkehr. Die Schwester, die uns begleitete, weinte, weil es Henry so schlecht ging.

Als wir eintrafen, wurde zügig entschieden, Henry den Hickman-Katheter zu entfernen (der Zugang, durch den die Chemotherapie verabreicht wurde), da er für die Infektion verantwortlich war. Kaum hatten wir uns für diese Behandlungsmethode entschieden, eilte Leah davon, um im Freizeitzentrum

Eugenes Feier für seinen sechsten Geburtstag auszurichten, während ich bei Henry blieb. So läuft die Arbeitsteilung, wenn man mehrere Kinder hat und eins davon an Krebs erkrankt ist. Während ich darauf wartete, dass Henry aus der OP kam, wurde mir bewusst, dass es genau ein Jahr her war, seit Henry sich an Eugenes fünftem Geburtstag zum ersten Mal übergeben hatte.

Nach einigen Tagen Behandlung erholte sich Henry von der Sepsis, doch die Infektion läutete das Ende seiner Chemotherapie ein. Anders als bei der Einnahme von Antibiotika, die man nicht einfach vor Ende der Behandlung absetzen darf, wenn sie anschlagen sollen, wird eine Chemotherapie, bei der ja unglaublich starke Medikamente peinlich genau dosiert verabreicht werden, eher so angegangen: »Ähm … Schauen wir doch erst mal, was der Patient verträgt.« Der Arzt oder die Ärztin weiß, dass die Medikamente krank machen, und muss im Laufe der Behandlung nachkalibrieren und anpassen. Henry hatte eine Menge Chemotherapie bekommen, und die Nebenwirkungen (eben das geschwächte Immunsystem, das ihn anfällig für eine Sepsis machte) wurden unhaltbar; wir beschlossen, dass es reichte. Außerdem war es furchtbar mitzuerleben, wie es ihm besser ging, sobald er sich von einer Runde Chemo erholt hatte, nur um dann mitanzusehen, wie die nächste Runde ihn aufs Neue niederstreckte. Es tat mir jedes Mal körperlich weh, wenn ich die Einverständniserklärung für die Chemotherapie unterschrieb. Um bei Gehirnen zu bleiben: Mein Stirnlappen wusste, dass die Chemo Henry »helfen« konnte, aber mein Hirnstamm wusste auf einer noch tieferen Ebene, welchen Qualen ich ihn aussetzte.

Wir freuten uns tierisch, dass Henry keine Chemotherapie mehr bekommen würde. Auch wenn mir vollkommen klar ist, dass eine Chemotherapie viele Fälle von Krebs heilt, kann ich mir doch ohne Weiteres vorstellen, wie unsere Enkelkinder in nicht allzu ferner Zukunft sagen: »Ihr habt verdammt noch mal WAS mit Leuten gemacht, die Krebs hatten?« Ärztinnen und Ärzte bezeichnen Chemotherapie nicht ohne Grund als stumpfes Werkzeug.

Ein paar Jahre nach Henrys Tod fiel mir auf, dass es schon seit ein paar Tagen warm und sonnig war. Was hatte das zu bedeuten? Laut Kalender war es April. Frühling? Mir wurde bewusst, dass ich mehrere Jahre lang den Wechsel der Jahreszeiten nicht wahrgenommen hatte. Ich hatte mich so damit abgeschuftet, mich um Henry im Krankenhaus und um seine Brüder zu Hause zu kümmern und gleichzeitig dafür zu sorgen, dass wir alle so viel Zeit wie möglich zusammen verbrachten, dass ich einfach nicht mitbekommen hatte, was ansonsten um mich herum passierte. Natürlich musste ich mir auf irgendeiner Ebene gewahr gewesen sein, wie viele Schichten Kleidung die Jungs und ich brauchten, wenn wir das Haus verließen, aber darüber hinaus hatte ich nicht registriert oder beobachtet, wie die Jahreszeiten kamen und gingen, und hatte weder froh noch wehmütig darauf reagiert. Es war schön, jetzt die Wärme zu spüren und die Vögel zwitschern zu hören, aber das ließ ich nur zu, weil Henry tot war.

In den Monaten seiner Krankheit wirkten normale Reize nicht wie sonst auf mich. Details und Informationen aus der Außenwelt, die mich bisher betroffen hatten, übten nur begrenzten bis gar keinen Einfluss auf die Tatsache aus, dass mein Sohn todkrank war und schließlich starb.

Die ganze Zeit über hielten wir an der Vorstellung fest, dass Henry überleben würde. Wir konnten uns zwar nicht vorstellen, dass er nicht bis zu einem gewissen Grad behindert wäre, aber wir nahmen an (und das wurde uns auch gesagt), es liege im Rahmen des Möglichen, dass der Krebs nicht zurückkehrte und Henry eines Tages auch keine Atemkanüle mehr benötigen würde. Den MRTs, die alle drei Monate durchgeführt wurden, begegneten wir mit Schrecken und Sorge, aber es tauchte nichts Neues auf ihnen auf.

Und wir waren zusammen und erlebten mit, wie Henry wuchs und sich veränderte. Selbst während der Chemotherapie und anderer Behandlungen wurde das Baby zu einem kleinen Jungen, der sich selbst entdeckte und seinen Platz in seiner Familie einnahm.

Henry hatte eine lustige grüne Brille, bei der dort, wo normalerweise die Gläser waren, Plastiklamellen verliefen. Er nahm sie für sein Leben gern Leah von der Nase und setzte sie mir auf, und dann andersherum. Er war ein leidenschaftlicher Schlagzeuger und spielte gern die Triangel. Wie jedes andere Kleinkind liebte er Seifenblasen. Gern »erschoss« er seine Brüder mit einem Zauberstab, sodass sie durch seine dunkle Magie zu Boden fielen. Außerdem tanzte er gern, am liebsten zu »Sexual« von NEIKED feat. Dyo. Leah nahm ihn auf dem Arm, und dann rockten sie, was das Zeug hielt.

In dieser Zeit, als Henry noch Chemotherapie bekam, fing auch die Physiotherapie an, und bei dem Gedanken daran muss ich sofort lächeln. Noch nie habe ich jemanden so hart arbeiten sehen wie Henry bei der Physiotherapie. Die Therapeutinnen waren allesamt wunderbar. Sie gaben ihm seine kleinen Übungen, zum Beispiel »Kniestand« (wobei er im Knien seinen Popo anheben und oben halten sollte), und begleiteten ihn behutsam dabei. Er machte es so gut und strengte sich so an. Mitzuerleben, wie ein Einjähriger, der Chemotherapie für einen Hirntumor bekam, sich trotz so tiefgreifender Einschränkungen derart ins Zeug legte, war einfach erstaunlich. Wir sahen zu, wie er mit einer Gehhilfe umherstreifte, die sich »Rifton Pacer« nannte, was uns immer zum Lachen brachte (»Bin gleich wieder da, treffe mich kurz mit Rifton Pacer!«). Sein Drang zu leben, zu lernen und zu wachsen war die stärkste Kraft, die ich je gesehen habe. Wenn Sie glauben, Sie hätten Ihr Kind für etwas gelobt, was es gut gemacht hat, wünschte ich, Sie hätten Leah oder mich sehen können, wie wir völlig aus dem Häuschen gerieten, wenn wir Henry dabei anspornten, im Knien einen Becher vom Boden aufzuheben und ihn auf ein niedriges Tischchen zu stellen. Einstein und Serena Williams können sich verpissen; Henry hat wirklich etwas erreicht. Hach, wie gern wir ihm bei seinen Übungen halfen und ihn dann abküssten und knuddelten, wenn er es geschafft hatte.

Wenn ich an seine Physiotherapie zurückdenke, erinnert mich das daran, dass ich kein Fan der Metapher vom »Kampf« gegen Krebs bin. Ich glaube nicht, dass man gegen Krebs kämpft oder ihn besiegt. Bei den Anstrengungen, die Henry als Einjähriger unter enormem Druck wieder und wieder aufgewendet hat, würde man meinen, er sei jemand, der alles bezwingen könne, was sich bezwingen lässt. Krebs aber macht so ziemlich das, was er will. Sollte es mich irgendwann erwischen, dann gehe ich hoffentlich einfach mit dem Flow.

Es sollte niemanden überraschen, dass ich, nachdem Henry seine Diagnose bekam und sein neues Leben im Krankenhaus begann, anfing, viel Elliott Smith zu hören. Ich hatte Smiths Musik schon immer gern gehört, aber jetzt, da eins meiner Kinder in Lebensgefahr schwebte und sein Leben zumindest für immer dramatisch verändert wäre, fühlte Elliott Smith sich wie der richtige Soundtrack an. Für diejenigen, die es nicht wissen, Elliott Smith war ein Genie, dessen Musik schon zu seinen Lebzeiten als deprimiert – und für manche als deprimierend – angesehen wurde. Aber als Smith dann 2003 starb, nachdem er sich zweimal mit einem Küchenmesser ins Herz gestochen hatte, festigte sich sein Vermächtnis als unsterblicher Prinz der Traurigkeit oder wie man es auch nennen will. Es ist »lustig«, dass Wes Anderson wenige Jahre zuvor filmte, wie Luke Wilsons Figur sich in *Die Royal Tenenbaums* die Pulsadern aufschlitzt, während im Hintergrund »Needle in the Hay« von Elliott Smith läuft.

Noch bemerkenswerter als all das war die Tatsache, dass ich 2002 nach meinem Entzug, als Smith noch am Leben war und an seinem letzten Album arbeitete, zusammen mit einem außergewöhnlich vorausschauenden Elliott-Smith-Megafan im trockenen Übergangswohnheim lebte. Er hieß Greg und war, wie manche andere der Bewohner, gerade aus dem Gefängnis entlassen worden. Ich selbst war nicht im Gefängnis gewesen, sondern in der Entziehungskur, die den Anfang der inzwischen zwanzig Jahre bildete, die ich trocken bin. Greg hatte italienische Wurzeln, war groß und muskelbepackt und hätte Elliott Smith und mich problemlos gleichzeitig stemmen können, saß aber lieber mit der Gitarre da und sang Smiths Lieder, wunderschön. Er hatte eine frische, zerfurchte, hässliche rote Narbe in Form eines großen »T« links am Hals. Wieso? Ein paar Monate zuvor hatte er versucht, sich umzubringen, indem er sich – ihr habt es erraten – ein Küchenmesser in den Hals rammte. Ich weiß nicht, was aus ihm wurde, nachdem wir die paar Monate zusammengewohnt hatten. All diese Jahre später weiß ich nur noch, dass ich ihm gern zuhörte, wenn er sang und Gitarre spielte – und dass er mir dreißig Dollar schuldet, was heutzutage eher siebenundvierzig Dollar sein dürften. Greg, falls du das hier liest, behalt das Geld. Gib es bloß nicht für Messer aus, du Spinner!

Ein weiterer Mitbewohner aus der Zeit war ein extrem gut aussehender und magerer Junkie, der früher mit Elliott Smith Musik gemacht hatte. Er erzählte, dass die Motivation für seine Entziehungskur zum Teil daher rührte, dass er Zeit mit Smith verbracht habe, schon zu Lebzeiten ein abschreckendes Beispiel für ihn.

Das war also die Art von Musik, die ich, als Henry im Krankenhaus war, jeden Tag hören wollte. Zugegeben, ich bin trockener Alkoholiker, der den Großteil der letzten zwanzig Jahre jeden Morgen zwei verschiedene Antidepressiva eingeworfen hat, aber ich finde Smiths Musik überhaupt nicht deprimierend. Selbst nach all den Jahren, in denen ich doch recht erfolgreich mit meinen Depressionen umgehe, gebe ich nicht vor, ich würde vollends verstehen, warum es mir mit seiner Musik so geht, und ich äußere mich sonst auch nicht häufig dazu. Ich kann von mir sagen, dass ich Dinge schätze und Trost aus ihnen ziehe, die andere womöglich beiläufig als deprimierend abtun. Ist das eine Art hausgemachter Konfrontationstherapie? Ich habe keine Ahnung. Inzwischen liebe ich es auch, wenn jemand mich auf Henry anspricht. Wenn die- oder derjenige besorgt ist, mich an ihn erinnert zu haben, versichere ich der Person, dass ich wahrscheinlich ohnehin schon an ihn gedacht hatte. Auf ähnliche Weise ergibt Smiths Musik und auch andere Musik, die traurig oder melancholisch erscheinen mag – oder sogar ist – für mich Sinn, denn wenn ich sie höre, denke ich: »So fühle ich mich«, wieso nicht diese Tatsache akzeptieren und Musik hören, die mir dabei hilft, mein Inneres und Äußeres in Einklang zu bringen?

Ein Merkmal von Elliott Smiths Musik ist, dass er seinen Gesang oft auf zwei Spuren aufgenommen hat, sodass es in vielen seiner Lieder so klingt, als gäbe es seine Stimme zweimal. Es ist kein Arrangement, es gibt ihn einfach zweimal, fast wie ein leises Echo, das zur gleichen Zeit erklingt. Der Effekt ist schön und gespenstisch, und man weiß zuerst vielleicht noch nicht, woran es liegt, aber nach einer Weile bemerkt man es. Manchmal stelle ich mir vor, dass es zwei Elliott Smiths gab, und der eine, der in dieser Welt nicht klarkam, hat uns tatsächlich verlassen, aber der andere hat mit dem Musikgeschäft aufgehört und lebt irgendwo dick und glücklich sein Leben.

Bevor ich aufhörte, Musik über Spotify zu hören, weil sie (mit freundlicher Unterstützung der Plattenfirmen) die Künstlerinnen und Künstler um eine Stange Geld bescheißen, fand ich es toll, wenn ich am Ende eines Jahres die Zusammenstellung meiner hundert oder wie viel auch immer Songs bekam, die ich in dem Jahr am häufigsten gehört hatte. Erschreckenderweise waren 2016 BIS AUF DREI LIEDER alle Songs von Elliott Smith. Zum Glück bekommt mein Therapeut keine Meldungen von Spotify, sonst hätte er eine Spezialeinheit losgeschickt, die mich aufgespürt und umgehend zur nächsten psychiatrischen Klinik gebracht hätte. Das stärkste aller Warnsignale! »Sein Spotify Jahresrückblick bestand nur aus Elliott Smith??? Wer hat ihn zuletzt gesehen?? Hat ihn jemand im Visier? Los! Los! Los!«

Die drei Tracks, die nicht von Elliott Smith waren, stammten von einem isländischen Künstler namens Ásgeir. Ich glaube, ich hörte ihn zum ersten Mal auf BBC Radio 6. Ásgeir hat ein paar Alben, die absolut mit *Morning Phase* von Beck mithalten können, was zarte Schönheit und hinreißende Komplexität angeht.

Ich hörte sein Album *Dýrð í Dauðaþögn*, wenn Henry seinen Mittagsschlaf hielt. So komplex und wundervoll die Scheibe auch ist, sie ist gleichzeitig ruhig genug, dass ein einjähriges Kind dabei schlafen kann. Und so hörten Henry und ich sie unzählige Male, wenn es Zeit für sein Schläfchen war. Ich machte es ihm gemütlich in seinem Bett und legte mich dann auf das schmale Bett, das sie für uns bereitgestellt hatten, damit wir uns neben ihm ausruhen konnten. Dann hörten wir Ásgeir zu und dämmerten weg und träumten zusammen. Was ich verdammt noch mal dafür geben würde, das wieder tun zu können. Neben meinem wundervollen Sohn zu schlafen und zu träumen. Sollte ich morgen sterben, wären das wahrscheinlich die großartigsten

Erinnerungen aus meinem Leben. Ein Junge und sein Dad, die schlafen und träumen. Träumen und schlafen. Hin und wieder ein Gerät, das piepst. Schwestern auf dem Flur. Vielleicht stehe ich dann und wann einmal auf, um seine Atemkanüle abzusaugen. Aber vor allem träumen wir und schlafen. Schlafen und träumen.

Zwei Jahre nach Henrys Tod veröffentlichte Ásgeir ein neues Album. Ich konnte nicht aufhören zu weinen, als ich es anhörte, so sehr wünschte ich, ich könnte es gemeinsam mit Henry hören.

Einige Monate später führte eine Isländerin Regie bei einer Serie, in der ich mitspielte, und ich erzählte ihr, wie sehr ich Ásgeirs Musik liebte. Ihr ging es auch so, und sie fragte, ob ich das mit seinem Vater wisse. Ich verneinte. Sie erzählte mir, Ásgeirs Vater sei ein Dichter, und er schreibe sämtliche Texte für seinen Sohn. Ich war sprachlos. Die Musik, die Henry und ich am häufigsten gemeinsam gehört hatten, in einem beinahe heilig anmutenden Setting, war ebenfalls eine Zusammenarbeit von Vater und Sohn?

Himmlisch.

Unglaublich.

9

Henrys Atemkanüle hinderte ihn daran, zu sprechen, sodass wir an seinem zweiten Geburtstag seit fast einem Jahr keinen Pieps von ihm gehört hatten und wussten, dass wir das womöglich nie wieder tun würden.

Die meiste Zeit über steckte eine Atemkanüle mit einem Schaumstoffkranz in seinem schönen Hals, und die Versorgung der Kanüle nahm eine Menge Zeit und Energie in Anspruch. Das Loch in Henrys Hals war ungefähr so groß wie ein Einschussloch, und es benötigte auch in etwa so viel Aufmerksamkeit wie ein Einschussloch.

Ich lernte die Krankenschwester sehr gut kennen, die für Henrys Tracheostoma verantwortlich war. Sie war Colonel in der britischen Territorialarmee gewesen und hatte im Irak und in Afghanistan gedient. Sie hatte außerdem dabei geholfen, das Great-Ormond-Street-Krankenhaus für Kinder am 7. Juli 2005, dem Tag der Terroranschläge in London, bei denen zweiundfünfzig Menschen ums Leben kamen, in eine Triage-Einheit für Erwachsene umzuwandeln. Außerdem muss ich erwähnen, dass sie für den Schauspieler Mark Harmon aus der Serie *Navy CIS* schwärmte und ihn in Gesprächen immer wieder erwähnte. Das sage ich ganz wertfrei; ich bringe Alicia Keys auch hin und wieder zur Sprache, einfach so, und das ist in Ordnung. Diese Krankenschwester brachte mir jedenfalls bei, mich um das Loch im Hals meines lieben kleinen Jungen zu kümmern, und das war sowohl lebensnotwendig als auch qualvoll für ihn. Es war so verdammt schlimm, dass ich es überhaupt machen musste, aber ich bin ihr dankbar, dass sie es mir beibrachte und mir im Anschluss so lange gut zuredete, bis ich wieder klarkam.

Nachdem Henry seine Stimme verloren hatte, kommunizierte er durch Makaton, einen Kommunikations- und Sprachförderansatz, der Menschen, die ansonsten womöglich nicht so leicht verstanden werden, mithilfe von Symbolen, Gebärden und Lautsprache in ihrer Kommunikation helfen kann. Viele Menschen mit Downsyndrom finden Makaton hilfreich, oder eben Kinder wie Henry, die aufgrund von Nervenschäden oder einer Tracheostomie nicht sprechen können. Auf dem Kinderkanal der BBC, CBeebies, gibt es eine beliebte Sendung mit einem gewissen Mr Tumble, der als wahrscheinlich berühmtester Makaton-Nutzer hierzulande unzähligen Familien bessere und engere Beziehungen ermöglicht, indem er ihnen wesentliche Kommunikationsfähigkeiten vermittelt. Ich kann wohl mit Fug und Recht behaupten, dass ich ihn liebe. Einmal hörte ich, wie eine Mutter über ihre Lieblingssendungen auf CBeebies sprach und sagte, sie könne Mr Tumble nicht leiden. Ich musste mich abwenden. Leg dich mit Mr Tumble an, und du legst dich mit mir an! Sie kann von Glück reden, dass ich noch etwas zu erledigen und an dem Tag keine Zeit hatte, in den Knast zu wandern.

Mr Tumble bin ich noch nicht persönlich begegnet, aber ich hatte das Vergnügen, Singing Hands kennenzulernen. Das sind Suzanne und Tracy, zwei wundervolle Frauen, die (neben VIELEM anderem) ihren eigenen Kanal im Great-Ormond-Street-Fernsehen haben. Mithilfe von Makaton und ihren schönen Stimmen singen sie alle möglichen Lieder und Kinderreime. Vermutlich hat nichts in seinem süßen kleinen Leben Henry mehr Freude bereitet. Kaum hatten wir ihren Kanal entdeckt, war er auch schon verrückt danach. Ein Kanal, der für Kinder wie ihn gemacht war! Wir sahen Suzanne und Tracy immer wieder dabei zu, wie sie ihre Lieder sangen, und Henry und Leah und ich sangen mit. Es machte verdammt viel Spaß. Und Henry war großartig darin. Der Tumor und die OP hatten nur seine körperlichen Fähigkeiten beeinträchtigt, auf den Stirnlappen hatten sie keinen spürbaren Einfluss gehabt. Er war also genauso aufgeweckt und neugierig und motiviert wie jedes andere Kind.

Einmal war ich unten in der Cafeteria (vielleicht, weil ich eine Bovril-Brühe holen wollte?) und stutzte. Da saß Tracy von den Singing Hands, als wäre sie einfach eine ganz normale Privatperson! Ich holte tief Luft und ging mit einer Mischung aus Entschlossenheit und Respekt auf sie zu, die andere Menschen wohl Sir Paul McCartney entgegenbringen würden. Ich sagte ihr, dass ich einer von sicherlich Tausenden von Elternteilen sei, deren Möglichkeiten, mit dem eigenen Kind zu kommunizieren, unmittelbar durch ihre wundervolle Arbeit verbessert wurden. Anstatt mich direkt von ihrem Tisch wegzuschicken, freute sie sich, von Henry zu hören und davon, wie ihre und Suzannes Arbeit uns bereichert hatte. Sie fragte sogar, ob sie mit nach oben kommen und Henry kennenlernen dürfe. Und das tat sie dann auch. Henry platzte fast vor Aufregung. Zuerst war er noch durcheinander, so wie jeder es wäre, wenn eine der coolsten Personen, die es gibt, gewissermaßen aus dem Fernseher gehüpft kam. Aber er hatte sich schnell gefangen und schien zu denken: »Ist doch logisch; natürlich wollte sie mich kennenlernen. Aufregende Frauen stehen auf mich.« Die monatelange, unaufhörliche Aufmerksamkeit sämtlicher in ihn vernarrter Krankenschwestern auf der Station hatte ihre Spuren hinterlassen. Wie er sich freute, die Gebärden zu »Incy Wincy Spider« und »Mary Had a Little Lamb« und anderen Kinderreimen mit Tracy zu machen. Und ich erst! Tracy und ich blieben in Kontakt, und schon bald sollten wir auch Suzanne kennenlernen.

Ein knappes Jahr nach Henrys Tod wurde ich gebeten, die Gutenachtgeschichte auf CBeebies zu lesen. Der Kinderkanal der BBC übernimmt vermutlich mindestens fünfundzwanzig Prozent der Erziehungsarbeit hierzulande. Und das sehr gut. Die Programmgestaltung ist erstklassig – hochwertig und äußerst lehrreich. Sendungen wie *Something Special*, *Hey Duggee* und *Bluey* unterhalten Kinder (und Erwachsene) mit extrem kreativen, feinfühligen, inspirierenden Inhalten – und sie werden nicht von Werbeblöcken unterbrochen. An jedem Abend um zehn vor sieben, bevor das Programm für den Tag vorbei ist und ausgeschaltet wird, liest eine berühmte Persönlichkeit eine Geschichte vor. Ich hatte das schon lange machen wollen und freute mich wahnsinnig, als ich gefragt wurde. Ich erkundigte mich, ob ich meine Geschichte in Makaton vortragen dürfe.

CBeebies kam meinem Wunsch bereitwillig nach, und ich war überrascht, als ich erfuhr, dass meine Geschichte die allererste in Makaton sein würde. Wir waren uns einig, dass sich Penny Dales Fassung von *Ten in the Bed* gut eignen würde. Ich übte in den Tagen vor der Aufnahme und fuhr am vereinbarten Termin zum Hotel, wo es stattfinden sollte. Sie setzten mich auf die Kante eines Betts, auf dem die zehn Kuscheltiere, um die es in der Geschichte geht, aufgereiht saßen. Sie hatten außerdem eine reizende Makaton-Trainerin angeheuert, die sicherstellte, dass ich alle Gebärden korrekt ausführte. Die Aufnahme verlief gut, bis ich den Satz »Mir ist kalt, und ich bin einsam« vortragen sollte. Mir kamen die Tränen. Plötzlich wurde mir bewusst, dass ich eine Geschichte erzählte, die Henry geliebt hatte, und zwar mit dem Kommunikationsmittel, das ich so eifrig für ihn gelernt hatte. Aber er war nicht mehr da, um es anzusehen. Natürlich wollte ich unbedingt, dass es im Fernsehen lief, damit andere Familien es sich ansehen und verwenden konnten, aber es tat furchtbar weh, etwas zu tun, das Henry so gut gefallen hätte. Die Produzentin schlug vor, eine Pause einzulegen, wenn ich wollte, aber ich sagte, nein, ich weine, weil ich meinen Sohn Henry vermisse. Ich habe seinetwegen Makaton gelernt, und jetzt ist er tot. Ich atme also ein paar Mal tief durch, und dann machen wir weiter.

Ich wollte damit nicht die reizende Person zurechtweisen, die mir so empathisch eine Pause angeboten hatte; ich wusste lediglich, dass es an der Zeit war, dass behinderte Kinder und ihre Eltern ihre erste Gutenachtgeschichte in Makaton bekamen und dass es an uns lag, sie ins Fernsehen zu bringen. Es war eine dieser Situationen, in denen ich das Gefühl hatte, die Show, in diesem Fall die Sendung, müsse weitergehen.

Als ich sah, welche Freude die Folge Kindern und Eltern machte, die mithilfe von Makaton kommunizieren, durchströmten mich Liebe und Dankbarkeit für meinen Sohn. Sein Tod und seine körperliche Abwesenheit bereiten mir starke und andauernde Schmerzen. Doch wenn etwas, das ich durch ihn gelernt habe, Familien mit kranken oder behinderten Kindern ein Lächeln auf die Lippen zaubert, spüre ich seine Anwesenheit und seine Wirkung in der Welt. Es würde ihn glücklich machen, wenn er das wüsste, und das macht mich glücklich.

Vor nicht allzu langer Zeit spielte ich in einer Fernsehserie mit, in der meine Figur mitansehen sollte, wie jemandem in den Hals geschossen wird. Es handelte sich um eine Actionkomödie für Erwachsene, und die Arbeit machte unglaublichen Spaß. Es war in vielerlei Hinsicht der perfekte Job, denn wir durften alle lustig und ernst und verängstigt sein und quasi die ganze Bandbreite an Emotionen durchspielen. Das ist nicht bei jedem Job der Fall, aber wenn, dann ist es ziemlich toll. Als wir uns dem Drehtag näherten, an dem ich zusehen würde, wie jemand einen Schuss in den Hals abkriegte, fragte ich mich vage, wie das wohl laufen würde. Als es dann so weit war, hatte ich allerdings solche Angst, dass ich befürchtete, ich würde komplett dichtmachen.

Ich hatte mitangesehen, wie bei Henry, jemandem, den ich sehr liebte, Blut aus einem kugelförmigen Loch im Hals hervorsprudelte. Schlimmer noch, manchmal war ich selbst der Grund dafür, dass das Blut hervorquoll. Mindestens einmal im Monat mussten wir Henrys Atemkanüle austauschen, und das war oft ein schreckliches Ereignis. Es war kein rein klinischer Vorgang; es gehörte auch dazu, Henry festzuhalten und sowohl eine Menge Kraft einzusetzen als auch mit feiner Präzision vorzugehen, um den »Cuff« der Kanüle herauszuziehen, die Manschette, die etwas größer war als das Loch, durch das sie herauskommen musste. Und dieses Loch war eine künstliche Öffnung, keine, mit der Henry auf die Welt gekommen war. Der Rand bestand aus Narbengewebe, da es ständig zu verheilen versuchte. Im Laufe eines Monats wollte die Öffnung sich verkleinern, und manchmal blutete sie während des Kanülenaustauschs. Manchmal enorm. Stellt euch vor, wie ihr euch fühlt, wenn euer Kind sich das Knie aufschrammt, und dann stellt euch vor, wie ihr euch fühlt, wenn ihr mitansehen müsst, wie bei ihm nicht unwesentlich viel Blut aus einem Loch mitten am Hals sprudelt. Und dabei haltet ihr euer Kind auch noch gegen seinen Willen fest; es bekommt keine Luft, es ist außer sich vor Angst und Schmerz, und ihr habt selbst die Handlung ausgeführt, die zu dem Blut führte, aufgrund dessen es jetzt keine Luft mehr bekommt. Und manchmal müsst ihr auch noch andere Erwachsene im Zimmer beruhigen, weil ihr ihnen beibringen wollt, wie es gemacht wird, damit ihr euer Kind in ihrer Obhut lassen könnt, falls ihr zur Arbeit gehen können wollt, oder vielleicht einfach nur, damit ihr nachts schlafen könnt. Das soll keine Anklage an irgendjemanden sein. Es ist nur so, dass die Notfallversorgung von Säuglingen und Kleinkindern mit komplexem Tracheostoma keine Fertigkeit ist, die die meisten Menschen brauchen, selbst Krankenschwestern, Ärztinnen und Ärzte nicht. Und man muss an einem echten Kind üben, ehe sie einen allein mit ihm aus dem Krankenhaus lassen. So wurden Leah und ich wie viele Eltern vor und nach uns zu Profis in all diesen schrecklichen Dingen, die man können muss, wenn man ein Kind wie Henry gut versorgen und am Leben halten will.[4]

---

4 Für die Leserinnen und Leser, die sich fragen, weshalb Henry dafür keine Narkose bekam, würde ich gern ergänzen, dass zu den Problemen mit seinem Hirnstamm

Aus ebendiesen Gründen fühlte ich mich benommen und langsam und hatte Angst davor, zuzusehen, wie ein Weltklasse-Special-Effects-Team das Blut aus einem Loch im Hals einer Schauspielerin spritzen ließ. Ich fragte den Regisseur und den Showrunner, ob wir uns kurz ungestört unterhalten könnten.

Ich sagte: »Hey, Leute, ich, ähm, ich habe Angst vor der nächsten Szene. Als ich mich um Henry gekümmert habe, gehörte dazu auch eine Prozedur, bei der aus einem Loch in seinem Hals, das genauso groß war wie eine Einschusswunde, das Blut strömte.«

»Himmel«, sagte der herzensgute Showrunner. »Das wusste ich nicht, wie furchtbar. Was können wir tun? Wie können wir dir helfen?«

»Ehrlich gesagt wollte ich es euch bloß erzählen, damit ich nicht so ein großes gruseliges Geheimnis mit mir herumschleppen muss. Ich fühle mich schon besser.«

»Okay, aber können wir …« Er überlegte kurz. »Sollen wir ihr ins Gesicht schießen?«

---

auch eine zentrale Schlafapnoe gehörte, bei der das Gehirn keine korrekten Signale mehr an die Muskeln sendet, die die Atmung steuern. Jedes Mal, wenn er eine Narkose bekam – und das tat er verdammt noch mal ständig, weil andauernd etwas gemacht werden musste –, wurde die zentrale Schlafapnoe schlimmer.

»Nein, nein, schießt ihr in den Hals. Das sieht sicher cool aus. Und so steht es auch im Drehbuch. Ich wollte nur, dass ihr Bescheid wisst, was bei mir los ist, und es geht mir wirklich schon viel besser, seit ich es euch erzählt habe.«

Sie sahen mich mit gequältem Blick an, lenkten aber ein.

Wohl ungefähr eine Stunde später schleifte ich die »tote« Frau durch eine Pfütze von nicht weniger als fünf Liter künstlichem Blut, das ihr aus dem Hals und der Brust geströmt war, und verstaute sie im Kofferraum eines weißen SUV neben ihrer Yogamatte.

Kürzlich kam Leah ins Zimmer, als ich gerade weinte. Ich war zufällig auf alte Aufnahmen von den beiden Großen gestoßen, wie sie Alan Partridge nachmachten. Die Videos stammten aus der Zeit vor Henrys Diagnose und OP, und im Hintergrund hört man ihn, wie er in Babysprache Selbstgespräche führt. Es sind keine Worte, nur eine gebrabbelte Untermalung der ernsthaften Aufgabe, die er gerade ausführt, vermutlich spielt er mit der Spülmaschine. Verdammte Musik in meinen Ohren. Oh, mein Gott, wenn ich ihn nur wieder hören könnte.

10

Henry wurde zwei. Bei der Prognose, die er erhalten hatte, hatten wir nicht zu hoffen gewagt, dass er seinen zweiten Geburtstag erleben würde. Nach sieben Monaten im Great-Ormond-Street-Krankenhaus und sieben im Whittington konnten wir es nicht abwarten, ihn zu uns nach Hause zu holen. Vierzehn Monate voller Tage und Wochen im Krankenhaus. Die grundlegende Herausforderung lag darin, dass Henry als Zweijähriger mit beeinträchtigten Atemwegen nie unbeaufsichtigt sein durfte, selbst dann nicht, wenn er schlief. Dieses Problem sollte eigentlich durch die Pflegestelle unserer Gemeinde gelöst werden können. Wenn ein Kind aber beeinträchtigte Atemwege hat, ist es Vorschrift, dass alle Pflegerinnen und Pfleger der Gemeinde einer bestimmten »Kategorie« angehören beziehungsweise eine entsprechende Qualifikation vorweisen können. Kann die Gemeinde nicht ausreichend Personal mit ausreichenden Qualifikationen zur Verfügung stellen, wird das Kind nicht nach Hause entlassen. Das Whittington verhielt sich während des ganzen

Prozedere großartig, auch wenn sie uns im Grunde sagten: »Sie können Ihr Kind nicht mit nach Hause nehmen, obwohl es den Grad der Versorgung bei uns absolut nicht mehr benötigt.« Henrys Luftröhre stellte zwar nach wie vor ein immenses Problem dar, das ihn innerhalb von Sekunden in Lebensgefahr bringen konnte, sein Allgemeinzustand war aber stabil. Wenige Monate nach der Chemotherapie war sein Immunsystem wieder stärker, und durch die Physiotherapie war er fit wie ein Turnschuh. Es war ein überwältigender Anblick.

Doch genau wie wir wollte das Krankenhaus, dass Henry gut versorgt war, und die Gemeinde war nicht dafür ausgestattet, sich bei uns zu Hause um ihn zu kümmern.

Das lag nicht daran, dass unser Bezirk nachlässig verwaltet wurde und man hier nicht wollte, dass Kinder bei ihren Eltern und Geschwistern zu Hause wohnten. Es lag daran, dass die Regierung den Pflegesektor jahrelang unterfinanziert und Pflegeberufe dadurch extrem unattraktiv gemacht hatte. Hierzulande hat jeder mit dem NHS zu tun, aber nicht jeder braucht Pflege. Das macht es einfacher, die Finanzierung der Pflegestellen zu kürzen, ohne eine kritische Masse an Menschen zu verärgern. Das verrückte – VERRÜCKTE – Problem dabei ist, dass Henry nicht aus dem Krankenhaus entlassen werden konnte, was die Regierung letztendlich

Tausende Pfund mehr kostete als der wie lächerlich auch immer ausfallende Stundenlohn, den sie einer Pflegerin oder einem Pfleger bezahlen würden, die oder der sich nachts um ein Kind mit einem Tracheostoma kümmert. Eines Samstagmorgens stattete ich sogar der Bürgersprechstunde meiner lokalen Abgeordneten einen Besuch ab und erklärte, ich hätte eine Idee, die der Regierung eine Stange Geld sparen könnte. Die Idee war, meinen Sohn aus dem Krankenhaus zu entlassen. Man muss es der sehr ehrenwerten Emily Thornberry hoch anrechnen, dass sie den Gemeinderat tatsächlich in Henrys Namen kontaktierte.

Leah und mir wurde schnell klar, welches Privileg es war, dass wir Weiße mit Collegeabschluss und daran gewöhnt waren, uns durchzusetzen. Das ist schon unter normalen Umständen ein Privileg, aber wenn man es mit komplexen Verwaltungen und Formularen und Anhörungen zu tun hat und häufig »Nein« zu hören bekommt, dann ist es noch unerlässlicher, weiß zu sein und den einen oder anderen Abschluss zu haben. Wir hatten ebenfalls das große Glück, dass wir beide lebendig waren und zusammen. Ich kann mir gar nicht vorstellen, mich als Alleinerziehender durch den ganzen Mist zu kämpfen. Dagegen kann ich mir sehr gut vorstellen, wie ich, während ich mich darum bemühe, dass mein Kind die Versorgung erhält, die ihm *gesetzlich zusteht*, zum dreiundzwanzigsten Mal »Nein« zu hören bekomme und mich schließlich geschlagen gebe und mich den Höllenqualen ausliefere.

Den Löwenanteil dieser Arbeit leistete Leah. Ich war bei den interdisziplinären Teamsitzungen mit medizinischem Fachpersonal dabei, aber Leah hat von uns beiden die besseren strategischen Fähigkeiten und konnte in der Regel etwas weiter vorausschauen als ich, sie wusste, wo sie hartnäckiger nachhaken musste und wie sie etwas ins Rollen brachte.

Ich hoffe, ihr glaubt mir, dass die Zeit, in der wir uns darum bemühten, Henry sicher zu uns nach Hause zu holen, genauso aufreibend war wie jede furchtbare Einzelheit seiner medizinischen Versorgung. Stunden, Tage, Wochen, die Familien gestohlen werden, die eigentlich mit ihrem kranken oder im Sterben liegenden Kind spielen sollten. Stattdessen müssen sie Menschen um Hilfe anflehen, deren von der Regierung gekillte Budgets sie zu Gegnern von Familien mit kranken Kindern gemacht haben. Und ich erwähne es nochmals für alle, die es oben überlesen haben: Es ist billiger für die Regierung, wenn ein Kind zu Hause gepflegt wird und kein Bett auf einer Krankenhausstation belegt. Nicht, dass das unser Beweggrund gewesen wäre, aber kommt schon: Das müsste doch auch »Konservative« überzeugen.

Mir ist durchaus bewusst, dass wir uns in den USA zu allem Überfluss auch noch mit den Versicherungsgesellschaften hätten herumschlagen müssen. Als wäre der Albtraum, dass das eigene Kind todkrank ist, nicht schlimm genug; setzen wir doch noch einen millionenschweren, börsennotierten, NICHT-MEDIZINISCHEN Konzern zwischen das Kind und seine lebensnotwendige medizinische Versorgung. Wenn euch das mal nicht dazu bringt, der Chefetage eurer Versicherung einen Besuch abzustatten, um »einen kleinen Plausch« zu halten.

Dann aber, nach unzähligen aufreibenden Terminen und Anhörungen, die ich hier nicht weiter erläutere, die mich aber für mehrere Lebzeiten radikalisiert haben, durfte Henry nach Hause, und die Feierlichkeiten begannen.

Henry bei uns zu Hause zu haben, war am Anfang Furcht einflößend. Leah besuchte andere Familien mit behinderten Kindern, um zu gucken, wie sie sich eingerichtet hatten. Wir mussten Henrys Zimmer in ein spezialisiertes Krankenhauszimmer mit einigen ziemlich großen Geräten umwandeln, darunter ein Sauerstoffkonzentrator, eine Ernährungspumpe und verschiedene Monitore. Die Menge an Material und Medizin, die wir vorrätig hatten, war wahnwitzig und entsprach etwa dem Lagerbestand eines mittelgroßen Einzelhandelsladens. Die ersten Wochen fühlten sich an, als würden wir täglich zuerst einen Halbmarathon laufen und dann noch Aufnahmeprüfungen für die Uni absolvieren. Aber wir schafften es. Und nachdem die ersten Ängste abgeklungen waren, genossen wir es in vollen Zügen. Wir waren alle zusammen zu Hause, unter einem Dach. Wir konnten den ganzen Tag gemeinsam verbringen, vom Aufwachen bis zum Ins-Bett-Gehen, als eine Familie. Es fühlte sich gut an und richtig.

Manchmal, wenn Henry Fieber bekam, musste er ein oder zwei Tage ins Krankenhaus. Sein Immunsystem war geschwächt, und die zusätzlichen Öffnungen in seinem Hals und seiner Bauchdecke machten ihn anfälliger für Infektionen. Leah und ich erinnern uns oft an Details, die für Henry Kleinigkeiten gewesen waren, jedoch die größte medizinische Katastrophe eines normalen Kinderlebens bedeutet hätten.

Himmel, was fehlt es mir, mich um Henry und all sein medizinisches Zeug zu kümmern. Vor nicht langer Zeit ging ich die Straße entlang und sah, wie ein Londoner Rettungssanitäter auf dem Fahrrad auf einen Mann zufuhr, der auf dem Bürgersteig zusammengebrochen war und aus einer Wunde am Kopf blutete. Der verletzte Mann war groß, und man hätte ihn nur schwer allein bewegen können, also blieb ich stehen und bot dem Sanitäter meine

Hilfe an. Er beäugte mich misstrauisch und wollte wissen, ob ich Arzt sei. Ich nuschelte ein Nein, ich sei nur geübt darin, Menschen mit gesundheitlichen Problemen zu helfen, und Blut mache mir nichts aus. Er lachte und sagte, cool, er könne es nur nicht leiden, wenn heldenhafte Ärzte ihm ihre Hilfe anboten, weil sie zwar in ihrem jeweiligen Fachgebiet gut sein mochten, in einem ganz normalen Notfall aber oft nicht wussten, was zu tun war. So oder so, sagte er, dem Mann scheine es nicht allzu schlecht zu gehen, er komme also allein klar.

Er bedankte sich bei mir, und ich ging weiter, enttäuscht, dass ich nicht die Gelegenheit bekam, jemanden in einen Krankenwagen zu hieven oder eine Ladung Blut mitten ins Gesicht abzubekommen. Notfälle und Gefahr fehlten mir. Sie fehlten mir seit dem Unfall 2002, der dazu geführt hatte, dass ich trocken wurde, aber nach Henry war es noch schlimmer geworden. Im Übergangswohnheim nach dem Entzug vor zwanzig Jahren schlitzte sich einer der jungen Leute dort die Pulsadern auf, und ich brachte ihn in die Notaufnahme in Los Angeles. Er hat sich wieder erholt (körperlich), aber ich weiß noch, wie ich dort vorm Triage-Raum der lauten, hektischen Notaufnahme im Krankenhaus saß und mich vollkommen mit mir und der Welt im Einklang fühlte. Ich hatte das Gefühl, bei einem Zen Retreat in Big Sur zu sein und aufs Meer zu blicken, wo sich eine Schule von Walen tummelt, an die Oberfläche kommt und Dunst aus ihren Blaslöchern hervorschießt. Immer wenn sich jetzt jemand in meinem Umfeld verletzt, werde ich ganz ruhig und fokussiert und stelle mir im Grunde drei Szenarien vor, die sich abspielen können. Beim ersten legt sich der Rauch, und es geht demjenigen wieder gut, nachdem die Wunde verbunden oder mit ein paar Stichen genäht wurde oder was auch immer. Beim zweiten gibt es gebrochene Knochen, vielleicht ist eine OP notwendig, und in ein paar Monaten oder Jahren ist die Person zu völlig annehmbaren fünfundneunzig Prozent wiederhergestellt. Beim dritten Szenario ist die Person gerade oben auf der Treppe gestürzt und befindet sich jetzt im Fall bis nach unten, wo der Tod auf sie wartet. Ich hoffe, dass es sich nicht um dieses letzte Szenario handelt, aber in diesem Moment ist es nicht meine Aufgabe, das zu beurteilen. Es ist meine Aufgabe, der Person so schnell es geht die Hilfe zukommen zu lassen, die sie braucht. Erst danach kann ich mich entspannen und mir anschauen, wo derjenige sich befindet.

Vielleicht ändert sich das in den nächsten Jahren wieder. Ich weiß, dass es nach dem Autounfall 2002 Jahre dauerte, bis ich wieder normalen Schmerz verspürte. Ich hatte mir den rechten Arm schwer gebrochen und auch das linke Handgelenk, und beide Brüche mussten operativ gerichtet werden.

Danach hätte ich ohne Weiteres einen Felsbrocken an den Kopf bekommen können und zwar registriert: »Das ist schlimm«, aber ich hätte nicht gelitten oder innegehalten wie zuvor. Glücklicherweise kehrte meine Fähigkeit, wie ein komplettes Weichei zu reagieren, zurück, und jetzt jammere und fluche ich selbst dann, wenn ich mir den Kopf nur leicht stoße, und bin mindestens fünf geschlagene Minuten lang wütend auf Gott, weil er zugelassen hat, dass ich (ich!) mir ein Wehwehchen zuziehe.

Vielleicht gerate ich also auch irgendwann wieder in Panik bei Notfällen. Die Zeit wird es zeigen.

Zwischen Henrys Geburt und seinem Tod gab es natürlich sein Leben. Das war der beste Teil. Henrys Leben konnte sich sehen lassen. Ein Drei-Jungen-Haushalt wirkt unter Umständen wie ein chaotisch geführter Zoo am Stadtrand: laut, gefährlich und Furcht einflößend für Außenstehende. Henry spürte, dass er als kleinstes Tier im Gehege alternative Methoden anwenden musste, wenn er wollte, dass man ihn bemerkte. Und das tat er. Er war unglaublich süß und ruhig und reizend, und das zog einen einfach zu ihm hin. Ein kluger Ansatz, der funktionierte.

Henry wurde krank, als er elf Monate alt war, und es dauerte nicht lange, bis er sich an seine Behinderungen angepasst hatte (er war schließlich erst eins und nicht fünfundvierzig und weinerlich und starr wie ich). Henry lächelte die ganze Zeit. Und wenn er dabei noch den Mund aufmachte und einem ein paar Zähne zeigte, dann wusstest du, dass du ihn auf deiner Seite hast.

Henry lernte, mit seinen neuen körperlichen Grenzen zu leben, und die ungetrübte Schönheit seines Wesens strahlte stärker denn je. Es machte so einen Spaß mit ihm. Dabei müssen ein- und zweijährige Kinder einem keinen Spaß machen! Das tun auch nicht alle – aber Henry schon! Er drückte so viel aus, obwohl er nicht sprechen konnte.

Als er wieder nach Hause kam, blühte er noch prachtvoller auf. Endlich konnte er wieder so mit uns interagieren, wie es nur zu Hause geht. Mit denselben Spielzeugen spielen wie seine Brüder, mit uns in unserem Bett liegen, auf dem kleinen Roller durch die Wohnung sausen, auf dem zu fahren er gelernt hatte. Er liebte es, in den Park zu gehen und Hunden hinterherzujagen, er kommunizierte wundervoll auf Makaton, überzeugte jeden davon, wieder und wieder eine Spinne für ihn zu zeichnen, tanzte wie verrückt mit seiner Mutter zu Sia und Justin Bieber und spielte mit seinen Brüdern, in die er absolut vernarrt war und die sich so liebevoll um ihn kümmerten.

Es war urkomisch, dass eine von Henrys Lieblingsbeschäftigungen darin bestand, ein kleines

Buch im Taschenformat durchzublättern und zu »lesen«, das sich *Don'ts für Ehemänner* nannte. Ich hatte es Leah ein paar Jahre zuvor zum Spaß (oder auch nicht) geschenkt, weil es ihr dabei helfen sollte, dafür zu sorgen, dass ich nicht aus der Reihe tanzte. Es war 1913 veröffentlicht worden und hatte sich ÄUSSERST GUT gehalten mit Juwelen wie: »Glauben Sie ja nicht, es sei nicht länger nötig, Ihrer Frau zu zeigen, dass Sie sie lieben, weil sie es ›inzwischen ja wohl wissen müsse‹. Eine Frau möchte geküsst und zärtlich gestreichelt werden und kleine Aufmerksamkeiten wie die eines Liebhabers von ihrem Ehemann erhalten, selbst wenn sie schon Großmutter ist.«

Henry liebte es, das Buch in der Hand zu halten und darin zu blättern, und hatte tatsächlich mehr Freude daran als an *Gute Nacht, lieber Mond* oder anderen Kinderbüchern, von denen man meinen würde, dass er ihre Illustrationen viel ansprechender fände. Versuchte man, ihm das Buch wegzunehmen, runzelte er heftig die Stirn und wedelte mit dem Zeigefinger. Lass mich in Ruhe, Dad, ich versuche zu lernen, wie man ein guter Ehemann wird!

Während dieser Zeit fingen wir auch an, über einen Kindergarten und eine Schule für Henry nachzudenken. Diese Erinnerung ist besonders schmerzlich.

Wir gingen mit ihm zur Richard-Cloudesley-

Schule, einer Einrichtung in unserem Viertel für Kinder mit Behinderungen. Sich dort umzusehen, fühlte sich an, als würden wir im Himmel spazieren gehen. HENRY? In einer SCHULE? Mit anderen Kindern, wo er lernt und Spaß hat? Malt? Mathe übt? Streiche ausheckt? Ich konnte mir nichts Wundervolleres vorstellen. Wir hatten einen Nachbarn, der dort zur Schule ging, ein reizender Teenager namens Archie, der ein paar derselben Pflegerinnen hatte wie Henry. Seine Mutter Sophie und seine jüngeren Zwillingsschwestern waren und sind uns wunderbare Freundinnen. Der liebe Archie sollte zwei Jahre nach Henry an seiner Erbkrankheit sterben. Seine und unsere Familie stützen sich noch immer gegenseitig, und es beruhigt mich ungemein, zu wissen, dass sie direkt um die Ecke wohnen.

Wenn ich mit jemandem über die Aussicht auf eine Schule sprach, sagte ich so etwas wie: »Wir haben uns eine Schule angesehen, auf die Henry gehen könnte.« Nie sagte ich: »Die Schule, auf die Henry gehen wird.« Ich wollte es nicht verhexen. Auch wenn der Krebs noch nicht wieder aufgetaucht war, wagte ich nicht, davon auszugehen, dass es tatsächlich so weit kommen würde. Ich wusste, dass ich mich über jeden Augenblick freuen durfte, der sich mir präsentierte, aber bei allem, was wir bereits durchgemacht hatten, wusste ich ebenfalls, dass ich nicht auf eine rosige Zukunft zählen konnte.

In Henrys letztem Jahr profitierten wir von zwei großartigen Wohltätigkeitsorganisationen, dem Rainbow Trust und Noah's Ark. Es war seltsam, sich von jemandem, der an Wohltätigkeitsorganisationen spendete – oder ihre Spendenaufrufe ignorierte –, in einen ihrer Nutznießer zu verwandeln. Rainbow Trust unterstützt Familien mit Kindern, die lebensbedrohlich oder unheilbar erkrankt sind. Sie vermitteln den Familien eine Helferin oder einen Helfer, die oder der jede Woche für ein paar Stunden vorbeikommt und mit allem hilft, was so ansteht. Unsere Helferin hieß Fiona – und Himmel, sie war die Beste.[5] Sie war etwa im selben Alter wie meine Mutter und quasi die menschliche Verkörperung des Lieds »Lean on Me«.

Ein paarmal pro Woche kam sie vorbei und erledigte einfach alles, von dem sie meinte, es würde uns entlasten. Manchmal passte sie auf Henry auf, sodass wir eine Runde laufen gehen oder mit den

5 Der Name Fiona ist in England übrigens so gängig, dass man die Aussage »Ich war bei Fiona« als absolut glaubwürdiges Alibi für nahezu alles verwenden kann. Erweitert man es noch zu: »Fiona und ich waren im King's Head was trinken«, wie jeder zweite Pub im Land heißt, wäre einem der Freispruch garantiert, denn diese Aussage wäre unmöglich zu widerlegen, selbst wenn mehrere Augenzeugen einen bei dem Verbrechen gesehen hätten.

beiden Großen um den Block spazieren konnten. Manchmal erledigte sie den Abwasch, sodass Leah mit Henry auf dem Boden liegen und spielen und Makaton sprechen konnte. Einmal fuhr sie ein Auto voll mit Henrys Ausrüstung zu einer Hütte, damit wir Urlaub machen konnten; ihre Version davon, Berge zu versetzen, um unser Leben zu verbessern. Häufig redete sie einfach mit uns und ließ uns unsere tiefsten Ängste aussprechen. Dann erzählten wir ihr, welche Angst wir davor hatten, Henry zu verlieren, oder welche Sorgen wir uns um die beiden anderen machten, und sie hörte zu, während wir weinten.

Sie spendete auch unseren Eltern enormen Trost. Ich glaube, es beruhigte sie, zu wissen, dass jemand aus ihrer Generation für uns da war, einfach weil diese Person es wollte, und nicht, weil sie Ärztin oder Krankenschwester war und Henry zu heilen versuchte oder sonst etwas Medizinisches machte.

Henry liebte Fiona, was die Hauptsache war, und wir auch. Wir haben noch Kontakt zu ihr, und es ist jedes Mal eine Freude, sie zu sehen. Sie ist nicht nur ein herzensguter Mensch, der die Arbeit mit Familien mit kranken Kindern schätzt, sondern hat auch selbst etwas Tragisches durchlitten, das sie definitiv dafür qualifiziert, Familien auf einem steinigen Weg zu begleiten. Viele Jahre bevor wir uns kennenlernten, war sie gerade schwanger mit ihrem vierten

Kind, als ihr Mann Steve unerwartet verstarb. Inzwischen hat sie wieder geheiratet, und ihre Kinder sind erwachsen, aber sie weiß, wie das Leben den Menschen mitspielen kann, und das hilft Familien wie uns unglaublich. Ich muss zugeben, dass es mir mittlerweile schwerfällt, mich unter Menschen voll und ganz zu entspannen, die in ihrem Leben keine Tragödie erlebt und keinen erheblichen Schmerz durchgemacht haben. Eine der vielen Eigenschaften, die mich zu so guter Gesellschaft machen.

Noah's Ark, die andere Organisation, die uns so unterstützte, ist ein Kinderhospiz in Nord-London, das unser Leben immens verbesserte. Mein Herz setzt fast einen Schlag aus, wenn ich an sie denke, so beachtlich war der Einfluss, den sie auf Henry und uns hatten. Sie verfügen auch über wunderbare Räumlichkeiten, in denen Kinder mit ihren Familien, wenn nötig, unterkommen können, doch Henry brauchte das nicht; er erhielt die Hilfe von Noah's Ark entweder in den beiden Krankenhäusern, in denen er war, oder zu Hause. Ihre Hilfe kam in Form von ausgebildeten Krankenschwestern, die Leah und mir eine Pause verschafften, Spieltherapeutinnen, einer Musiktherapeutin sowie Ausflügen für Henrys Brüder, damit sie etwas Zeit mit anderen Geschwistern im selben Boot (oder derselben Arche) verbringen konnten. Henry war verrückt nach einer jungen Spieltherapeutin namens Lucinda, und seine Musiktherapeutin Kirsty hat Henry, Leah und mich nur so mit Freude überschüttet. Ich schaue mir immer noch die Aufnahmen davon an, wie sie zusammen Gitarre spielen oder auf einer Trommel voller Bohnen Musik machen, und mein Herz quillt über. Die Fröhlichkeit, die ich mit diesem Kinderhospiz verbinde, ist grenzenlos, und ich werde Noah's Ark bis über meinen Tod hinaus dankbar sein.

Seit Henry gestorben ist, habe ich alle meine Spendenaktionen dem Rainbow Trust und Noah's Ark gewidmet. Anders, als manche vielleicht vermuten, habe ich keine Spenden für die Forschung zu Hirntumoren bei Kindern gesammelt. Das liegt daran, dass ich erlebt habe, wie weit ein Pfund (oder ein Dollar) reicht, wenn es darum geht, Kindern, die auf jeden Fall sterben werden, und ihren Familien zu helfen – und zwar erstaunlich weit. Eine Stunde mit einer Fiona, einer Lucinda oder einer Kirsty bringt einem Kind, das jeden Tag mit Schmerz, Frustration, Langeweile und Angst zu kämpfen hat, solch unermesslichen Frieden und macht es so froh. Eltern, die tagein, tagaus zusehen müssen, wie ihr Kind leidet, erfahren Trost und überbordende Freude. Ich bin fünfundvierzig, während ich das hier schreibe, und bisher habe ich noch keine bessere oder unmittelbar wirksamere Verwendung von Geld erlebt.

Natürlich möchte ich nicht, dass andere Familien das durchleiden müssen, was wir durchlitten haben. Und natürlich, könnte ich einen Knopf drücken, der Hirntumore bei Kindern aus der Welt schafft, dann würde ich das tun. Aber das kann ich nicht. Henrys Erkrankung und Tod haben mich demütig gemacht, und ich weiß verdammt noch mal ganz genau, dass ich nicht verhindern kann, dass Kinder sterben. Aber ich weiß, wer ein sterbendes Kind zum Lächeln und Lachen bringen kann und durch wen es sich geliebt und mit Aufmerksamkeit beschenkt und umsorgt fühlt. Und es gefällt mir, diesen Leuten Geld dafür zu geben. Wer sich dazu berufen fühlt, Geld für den Kampf gegen Krebs aufzubringen, macht das ganz wunderbar. Meine Aufgabe sehe ich allerdings darin, dafür zu sorgen, dass andere sterbende Kinder und ihre Familien die gleiche Freude erleben, die wir durch den Rainbow Trust und Noah's Ark erleben durften. Das ist meine Berufung.

Natürlich haben uns nicht nur bezahlte Fachleute unterstützt – unsere Familien gingen ständig bei uns ein und aus. Leah und ich haben das Glück, dass unsere Eltern alle noch am Leben sind, und alle von ihnen waren großartig während Henrys Erkrankung, aber mein Vater war der Einzige, der nicht arbeitete, und konnte daher jeweils am längsten bei uns bleiben. Viele Male flog er von Boston nach London, um uns mit Henry und den beiden Großen zu helfen, und verbrachte eine Menge Zeit mit allen dreien. Es war so schön mitanzusehen. Mein Vater und Leahs Mutter Nancy waren die einzigen Nicht-Fachleute (außer Leah und mir), die mit Henry allein sein durften, da sie darin unterwiesen worden waren, wie man im Notfall die Atemkanüle wechselte. Mein Vater hatte es geübt, als Henry einen seiner monatlichen Wechsel hatte, und hatte sich dadurch die letzte Fertigkeit (in einem bereits vollen Köcher) angeeignet, die notwendig war, um mit Henry allein zu sein. Der Glückliche! Und was für ein Glück für Henry. Zeit allein mit jedem von ihnen ist ein wahres Vergnügen. Mein Vater lernte auch noch jede Menge andere Dinge, damit er sich um Henry in seinem einzigartigen Zustand kümmern konnte, aber wichtiger als all das war, dass er Henry vorlas, ihn auf seiner Hüfte herumtrug, mit ihm spazieren ging, Bus fuhr und Schiedsrichter spielte, wenn Henry mit seinen Brüdern spielte oder kämpfte. Was Opas eben so machen.

11

Während ich das hier schreibe, ist mein Vater zu Hause in Boston und erholt sich von einer Lungenentzündung – die Art Lungenentzündung, die man PCP nennt. Nicht das lustige PCP, das auch Angel Dust genannt wird, sondern eine »Pneumocystis-Pneumonie«, die in den 1980er-Jahren als häufige Todesursache von AIDS-Patienten bekannt wurde. Die meisten Menschen tragen den Erreger dafür in sich, was bei einem stabilen Immunsystem kein Problem darstellt. Das Immunsystem meines Vaters ist allerdings geschwächt, weil er in den letzten beiden Jahren wegen einer Leukämie in Behandlung war, der eine so faszinierende wie furchtbare Geschichte zugrunde liegt.

1968, im Alter von neunzehn Jahren, wurde mein Vater nach Vietnam geschickt. Er und sein älterer Bruder hatten sich bei der Armeereserve gemeldet, um nicht einberufen zu werden, doch dann wurde ihre Einheit eingezogen. Obwohl sie in der Abendschule ein volles Collegeprogramm absolvierten, während sie tagsüber einen Vollzeitjob ausübten, wurden sie nicht zurückgestellt. Zurückstellungen gab es anscheinend nur für die jungen Leute, die bei Tageslicht zum College gingen. Ihre Kindheit hatten mein Vater und seine drei Geschwister in Kinderheimen und Pflegefamilien verbracht, obwohl ihre Eltern beide am Leben waren. Die Mutter meines Vaters war nicht daran interessiert – und auch nicht in der Lage dazu –, sich um Kinder zu kümmern, aber sein Vater wurde schließlich nüchtern genug und kratzte so viel Geld zusammen, dass er die Familie unter einem Dach versammeln konnte. Nach allem, was ich mir zusammenreimen konnte, machte er es mit jedem Jahr ein bisschen besser. Im Gegensatz zu meinem Vater wuchs meine Mutter in relativ wohlhabenden Verhältnissen in einer Küstenstadt nördlich von Boston auf. Ihre Eltern hatten sich während des zweiten Weltkriegs in Camp Pendleton kennengelernt, dem Stützpunkt des Marine Corps in Südkalifornien, ehe sie nach Beverly, Massachusetts versetzt wurden, wo mein Großvater eine Versicherungs- und Immobilienfirma gründete, die sehr gut lief. Sie bekamen fünf Kinder, von denen meine Mutter das zweitjüngste ist. Die gegensätzlichen Kindheiten meiner Eltern und die Tatsache, dass sie zueinanderfanden und Kinder bekamen, würden sich auch gut in einer Kurzgeschichtensammlung von Alice Munro machen.

Bevor meine Eltern sich kennenlernten, wurde mein Vater allerdings für genau 365 Tage nach Vietnam geschickt. Fragt man ihn, wie diese Zeit für ihn war, beharrt er darauf, dass die Filme *Full Metal Jacket* und *Catch-22* seine Erlebnisse akkurat wiedergeben (inklusive Bootcamp und Glock-Werbegesicht R. Lee Ermey). Ich will nicht so tun, als wäre ich qualifiziert, die Geschichte des Vietnam-»Konflikts« zu erzählen, aber die letzten gesundheitlichen Entwicklungen meines Vaters haben Aufschluss über einige Bereiche gegeben.

Vor zwei Jahren fühlte er sich schwach und müde und hatte ein paar Schnittwunden, die nicht heilen wollten, also ging er zum VA.[6]

Aus finanzieller Sicht ist es überall in den Staaten der Horror, krank zu werden, aber am erträglichsten ist es noch in Massachusetts, da einigen der gewählten Amtsträgerinnen und Amtsträger dort die Gesundheit ihrer Bürgerinnen und Bürger nicht komplett am Arsch vorbeigeht. Man kann immer

---

6 Für diejenigen, die nicht mit dieser Abkürzung vertraut sind: VA steht für Department of Veterans' Affairs, das Kriegsveteranenministerium, das medizinische Versorgung in Krankenhäusern sowie weitere Leistungen für Veteranen kostenlos anbietet. Je nachdem, wo in den USA man lebt, kann die Versorgung ziemlich gut sein. Wenn man in Boston wohnt wie mein Vater, dann ist sie ausgezeichnet.

noch ein Scheißpech haben, selbst im guten alten Massachusetts, wenn man nicht Veteran oder älter als fünfundsechzig ist und sich deswegen auf das Schneeball- / Mordssystem verlassen muss, das sich private Krankenversicherung schimpft. Doch mein Vater hatte das Glück, SOWOHL Veteran ALS AUCH über fünfundsechzig zu sein, und hatte damit das VA und Medicare, die Gesundheitsversorgung für Ältere, auf seiner Seite. Bekommt man also Leukämie, würde ich auf jeden Fall dazu raten, damit bis zum Seniorenalter zu warten, und man sollte gedient haben. Sollten irgendwelche der oben genannten Einzelheiten der Krankenversicherung verwirrend gewesen sein, dann deswegen, weil sie so konzipiert wurden. Private Krankenkassen arbeiten hart dafür, einen gewissen Grad an Intransparenz zu wahren, der ihre Versicherten so weit demoralisiert, dass sie es aufgeben, Deckung für Untersuchungen zu fordern, und selbst in die Tasche greifen oder – wie in Millionen von Fällen – auf die notwendigen Behandlungen einfach verzichten. Sollten Sie das hier lesen und in den USA bei einer privaten Krankenkasse oder für die Regierung arbeiten, dann verpissen Sie sich, Sie Arschloch, und zwar für immer. Mit den Worten David Lynchs: »Bring dein Herz in Ordnung oder stirb.«

Genug Geschäftliches; widmen wir uns wieder den spaßigen Sachen! Bei meinem Vater wurde das myelodysplastische Syndrom (MDS) diagnostiziert, eine Form von Blutkrebs, die zu Knochenmarkversagen führen und / oder sich zu akuter myeloischer Leukämie entwickeln kann. Die Ärzte in der Klinik überraschte das nicht, als sie erfuhren, wo in Vietnam mein Vater stationiert gewesen war. Anscheinend bekamen und bekommen eine Menge Veteranen, die in der Gegend gewesen waren, MDS und Leukämie aufgrund des Einsatzes von Agent Orange. Das amerikanische Militär hatte dieses Pestizid eingesetzt, um den dichten Dschungel zu entlauben und so nordvietnamesische Soldaten und den Vietcong besser lokalisieren und vernichten zu können. Zu den Firmen, die Agent Orange herstellten, zählten Dow Chemical und Monsanto. Vielleicht seid ihr bereits mit anderen ihrer Errungenschaften in der Chemie vertraut.

Es gehörte nicht zu den Aufgaben meines Vaters, Agent Orange einzusetzen, um Wälder zu entlauben oder Ernte zu zerstören, aber er war doch ständig davon umgeben. Wenn die 200-Liter-Fässer leer waren, wurden sie zum nächsten Stützpunkt gebracht. Manche der Fässer wurden aber auch halbiert und in die Erde eingelassen, sodass sie von den Soldaten als Latrinen benutzt werden konnten. Sobald sie bis zum Rand mit Pisse und Scheiße gefüllt waren, schüttete jemand Benzin darüber und warf ein brennendes Streichholz hinein. Es war also gang und gäbe, eine Ladung Rauch der brennenden Eimer voll Agent Orange, Pisse, Scheiße und Benzin einzuatmen. Zu den Inhaltsstoffen von Agent Orange gehört der tödliche Stoff Dioxin. Dioxin killt einen mithilfe verschiedener Blutkrebsarten. Bis heute ist der Dioxingehalt im Boden mancher ehemaliger US-Militärstützpunkte dreihundertfünfzig Mal so hoch wie der Gehalt, bei dem die Regierung »Handeln« verlangt.

Noch viel schlimmer als das, was die amerikanischen Soldaten erlebten, ist der Preis, den die vietnamesische Bevölkerung zahlen musste. Die US-Streitkräfte versprühten in Vietnam und seinen Grenzgebieten knapp 80 Millionen Liter der »Regenbogen-Herbizide« (zu denen Agent Orange gehörte), was zu Millionen von Fällen von Krebs, Gaumenspalten, geistigen Behinderungen und Hernien führte sowie zu Kindern, die mit zu vielen Fingern und Zehen geboren wurden. Etwas, worüber man nachdenken sollte, wenn man die Regierung und die Medien lauthals nach dem nächsten Krieg verlangen hört. Der Einsatz von Agent Orange stellt nämlich keinen beispiellosen Fehltritt dar, sondern fügt sich im Gegenteil ganz gut in die Reihe grauenhafter Methoden moderner Kriegsführung ein. Und noch etwas Lustiges zum Nachdenken: wie der Creedence-Clearwater-Revival-Song »Fortunate Son« am Stützpunkt blechern aus den Lautsprechen Ungerechtigkeit besang, während irgendein armer Gefreiter ein Streichholz in den gottlosen Kessel voll Scheiße, Pisse und erstklassiger Krebserreger warf und eine Sekunde später das *Wumms* der Entzündung auf dem Gesicht spürte.

Leah und ich sahen uns nach Henrys Tod eine Serie mit dem Titel *Devs* an. Darin wird Nick Offermans Figur Forest verrückt, nachdem seine Frau und seine Tochter bei einem Autounfall ums Leben gekommen sind. Er geht (gelinde gesagt) völlig in seiner Arbeit auf und geht auch über Leichen, um seine messianischen beruflichen Ziele zu erreichen. Wir liebten die Serie und vor allem, wie fertig und furchtbar Forest war. Wir hatten zwar nicht den gleichen Weg wie er eingeschlagen und versucht, die Zeit zurückzudrehen und / oder alternative digitale Realitäten zu erzeugen, in denen Henry »scheinbar« noch am Leben ist, aber wir sahen ihm dabei zu und dachten: »Hey, Kumpel, wenn das für dich das Richtige ist …!« Anders ausgedrückt: Für uns ist es, als würden wir ein warmes Schaumbad nehmen, wenn wir einer fiktiven Figur dabei zusehen, wie sie vor Trauer durchdreht.

Horrorfilme wurden mir und insbesondere auch Leah extrem wichtig, als Henry im Krankenhaus war. Ganz am Anfang sahen wir uns *10 Cloverfield Lane* im Kino an und amüsierten uns prächtig. Den ganzen Film über fragt man sich, ob die junge Frau, die nach einem Autounfall in einem Bunker wieder zu Bewusstsein kommt, dort ist, weil ihr Entführer ein Irrer ist, ODER weil, wie er beteuert, ein Chemieangriff von Aliens die Luft auf der Erde verseucht hat. Als sich am Höhepunkt des Films herausstellte, dass BEIDES stimmt, lachten wir verzückt. ALLES war im Arsch! Eine Rettung war unmöglicher als unmöglich, nicht nur für die Hauptfigur, sondern für den gesamten Planeten. Wir kannten die Heidenangst der Hauptfigur, litten wir doch unter der Ungewissheit, welches Leiden genau Henry womöglich umbringen würde: Krebs, eine Infektion aufgrund seines von der Chemo geschwächten Immunsystems oder vielleicht sein Tracheostoma? Es gibt schlimmere Mittel für etwas gute Laune, wenn dein Kind im Krankenhaus liegt, als *10 Cloverfield Lane*.

Der Film *Midsommar* ist das beste Beispiel aus der jüngeren Geschichte für das Phänomen vom Horrorfilm als Heilmittel. Leah und ich hatten das große Glück, ihn mit unserer wundervollen Freundin Clara im Kino zu sehen. Ihre dreijährige Tochter Maude war elf Jahre zuvor an einer Sepsis gestorben. Ihre ältere Schwester hatte sie morgens an Neujahr tot in ihrem Bettchen gefunden. Ich habe Maude nie kennengelernt, aber auf Fotos hat sie große runde Pausbacken, die ich ein paar

Hundertmal am Tag geküsst hätte, wäre sie meine Tochter gewesen. Clara und ihr Mann Jason waren nach Henrys Tod auf unglaubliche Weise für uns da. Sie verstehen uns. Niemand versteht uns, aber sie schon. Und wir sind längst nicht die einzigen trauernden Eltern, denen sie über die Jahre geholfen haben.

Wir fanden schon Ari Asters Filmdebüt *Hereditary* großartig, und als wir hörten, dass sein neues Werk im Kino läuft, griffen wir sofort zum Hörer: »Showtime!« Wir lachten den ganzen Film über, und mehrmals dachte ich, ich würde in Ohnmacht fallen. Die Leute um uns herum waren beunruhigt und angewidert von uns, aber da wir in England waren, sagten sie nichts. Himmel, was hat mich der Film glücklich gemacht. Sollten Sie psychisch gut aufgestellt sein und sich fragen, warum, machen Sie sich keine Sorgen. Ich weiß, dass der Film die meisten Menschen aufwühlt, schockiert und ein Gefühl von Ekel bei ihnen auslöst. In unseren Augen aber war das skandinavische Bacchanal aus Ritualmorden eine einleuchtende Art, die Trauer zu verarbeiten, die die Hauptfigur nach einer unvorstellbaren Familientragödie durchlebt.

Ach, die heilende Wirkung extrastarker Kunst! Hey, Ari Aster, du dachtest wohl, du hättest einen Horrorfilm gedreht? Alter, stell dir vor, du hast mir und meiner Frau dabei geholfen, den Tod unseres

Sohnes zu überstehen und netter miteinander und mit unseren überlebenden Kindern umzugehen. Du hast uns mehr geholfen, als *Hühnersuppe für die Seele* jemals irgendjemandem geholfen hat. Na, auf einmal gar nicht mehr so gruselig, was, Mr Blut und Eingeweide? Beeil dich und dreh den Nächsten, sonst erzähl ich deiner Produktionsfirma, ich hätte gesehen, wie du einem alten Hund das Bäuchlein kraulst.

Als ich erfuhr, dass mein Dad Krebs hat, löste das sehr merkwürdige Gefühle in mir aus. Natürlich möchte man von niemandem, den man liebt, erfahren, dass er krank ist. Weil aber mein zwei Jahre alter Sohn bereits an Krebs gestorben war, gehe ich davon aus, dass meine Reaktion anders ausfiel als die Durchschnittsreaktion auf die Nachricht, dass der eigene Vater Krebs hat. Mein Gedanke war: »Scheiße, verdammt. Du bist dreiundsiebzig, ich bin längst erwachsen, und du bist mein Vater und der Großvater meiner Kinder … Jetzt scheint mir ein relativ angemessener Zeitpunkt dafür, dass du an etwas Lebensbedrohlichem und möglicherweise tödlich Ausgehendem erkrankst.« Ich war nicht schockiert und hatte auch nicht das Gefühl, beraubt zu werden. Ich betone ausdrücklich, dass ich mit ihm fühlte (und mit mir – ich will nicht, dass mein Dad leidet und dann womöglich stirbt), aber es war nicht so, als wäre eine Bombe in meinem Leben explodiert. Ich musste mich nicht übergeben und fragte mich auch nicht, wie ich das bloß durchstehen sollte. Ich spürte eine Benommenheit, die kam und ging, auch wenn hin und wieder gängigere Gefühle durchbrachen und ich weinte und mich so verhielt, wie es der Durchschnittsmensch tun würde, wenn er furchtbare Nachrichten über seinen geliebten Vater erhält. Ein Gedanke war jedoch immer präsent: »Das ist etwas, was so passieren soll. Was mit Henry passiert ist, hätte nicht passieren sollen.«

Ich war weder entsetzt noch verletzt, weil mein Vater Krebs hatte, aber ich war wütend, dass es während der Pandemie geschah und ich deswegen nicht bei ihm sein konnte. Das fühlte sich falsch an, und darauf lenkte ich meine Gefühle. Ich wollte bei ihm sein, weil ich ihn liebe und nicht wollte, dass er es allein durchmachen musste, und auch, weil ich erst kürzlich erlebt hatte, was er alles für Henry getan hatte.

Nachdem meine Freunde von der Diagnose meines Vaters erfahren hatten, sahen sie mir in die Augen und fragten mit gesenkter Stimme: »Wie geht es denn deinem Dad?« Woraufhin ich am liebsten geantwortet hätte: »Er ist verdammt noch mal dreiundsiebzig und hat Krebs, das ist doch ganz normal! Und was kümmert dich das überhaupt? Hast du etwa vergessen, dass ich meinen kleinen Sohn tot im Arm gehalten habe, nachdem die Leichenstarre eingesetzt hatte? Weißt du nicht mehr, dass ich zugesehen habe, wie fremde Leute ihn in einen schwarzen Plastiksack gelegt, den Reißverschluss zugezogen und ihn dann abtransportiert haben? Warum fragst du mich nicht danach, du verdammter Vollidiot?«

NATÜRLICH liebe ich meinen Vater und möchte, dass die Leute sich Gedanken machen und sich nach ihm erkundigen, aber vielleicht könnten sie eine Einleitung vorausschicken oder ein laminiertes Kärtchen vorzeigen, auf dem sie erklären, dass sie verstehen und ebenfalls der Meinung sind, dass es schwerer und schlimmer ist, sein Kind an Krebs zu verlieren, als seinen Vater, der zwar jung und munter wirken mag, genau genommen aber alt ist? *Danach* dürfen sie dann über ihn sprechen.

Im Frühling 2021 bekam mein Vater eine Knochenmarktransplantation, die ihn heilen sollte. Vor einer solchen Transplantation pumpen sie einen ordentlich mit Chemo voll, um das Immunsystem abzuschalten, damit es ja nicht auf die Idee kommt, das neue Knochenmark anzugreifen, auch wenn es noch so gut passt. Wie üblich wurde mein Vater krank, als das neue Knochenmark übernahm. Die ersten hundert Tage nach einer Transplantation sind die entscheidenden, und man muss übervorsichtig sein, um Keime und alle anderen Herausforderungen für das Immunsystem zu vermeiden. Ironischerweise hatte die Pandemie dafür gesorgt, dass die Bevölkerung darin viel besser geworden war und mein Dad und sein Umfeld es längst verinnerlicht hatten, Masken zu tragen und alles zu reinigen und so weiter, auch wenn es keinen Spaß machte.

Was mich bei der ganzen Sache besonders umhaute, war die Reaktion meiner Mutter. Meine Eltern haben sich vor über dreißig Jahren, als ich noch zur Highschool ging, scheiden lassen. Warum sie das taten und wie sie sich im Anschluss daran verhielten, ist ihre Angelegenheit, und sollten sie jemals beschließen, das gemeinsam in einem Buch oder einem Konzeptalbum zu verarbeiten, dann könnt ihr dort mehr darüber erfahren. Hier sei lediglich gesagt, dass ihr Verhältnis nach der Scheidung zwischen ziemlich schlecht und quasi nicht existent hin und her schlingerte. Es sah ganz danach aus, als würde das auch so bleiben, bis einer von ihnen starb.

Eines Tages rief ich meine Mutter weinend aus London an und erzählte ihr, wie schlimm ich es fand, nicht bei Dad sein und ihn unterstützen zu können. Ich sagte, ich wisse ja, dass sie eigentlich keinen Kontakt hatten, aber dass ich einfach meiner Mom erzählen musste, wie scheißweh es tat, meinem Dad nicht persönlich beistehen zu können, wenn er es gerade brauchte. Das Telefonat tat mir unheimlich gut, denn zum ersten Mal seit Henrys Tod fühlte ich mich in der Gegenwart meiner Eltern wieder wie ein Kind. Nachdem Henry gestorben war, hatte ich das seltsame Gefühl gehabt, älter als meine Eltern zu sein, oder zumindest etwas miterlebt zu haben, das sie nicht erlebt hatten, und das hatte mich verändert. Ich hatte das Gefühl, niemand, nicht einmal meine Eltern, die mich großgezogen hatten, konnte meinen Pfad erleuchten und mir den Weg zeigen. Es kam mir vor, als könnte ich mich auf niemanden so stützen, dass es mir wahrhaftig, wesentlich helfen konnte. Es war ein todtrauriges und einsames Gefühl, und auch wenn es nicht meinem Platz in der Welt entsprach, fühlte es sich doch so an.

Dieses Gefühl löste sich vollkommen in Luft auf, als meine Mom verkündete, sie würde meinen Dad besuchen. Es blieb nicht bei einem Besuch; sie ließ sich bei seiner Pflege derart einbinden, dass es mich und meine Schwester umhaute. Es war ein Ausdruck von Gnade seitens meiner Mutter, und das stellte meinen Blick auf die Menschen und die Welt im Ganzen heftig auf den Kopf. Was sie tat, war gütig und selbstlos, und darüber hinaus schenkte es mir eine elterliche Liebe, die sich nicht von der Hand weisen ließ. Meine Mutter gab mir dadurch das Gefühl, wieder das Kind von jemandem zu sein; es versicherte mir, dass sie auch über eine Kluft mit züngelnden Flammen springen würde, wenn sie wüsste, dass sie mir damit half.

Am verdammten hundertsten Tag nach der Knochenmarktransplantation führten sie einen Bluttest durch und fanden Leukämie. Das machte stationäre Chemotherapie erforderlich, die meinen Vater wiederum so krank machte, dass wir sicher waren, er würde sterben. Ich war SCHOCKIERT, als er das nicht tat und sich wenige Monate später allmählich erholte. Maggie und ich stolperten geradezu ungläubig umher. Natürlich wollte ich, dass er wieder gesund wurde, aber nach Henrys und Tobias' Tod hatte ich den Glauben entwickelt, dass jeder, den ich liebe, wenn er einmal krank wird, nur noch kränker wird und dann stirbt. Während ich das hier schreibe, hält mein Vater die Leukämie mit ambulanter Chemotherapie fünf Mal pro Monat in Schach. Halten Sie Ausschau nach *Die Bedeutung eines Lebens 2: Ist das dein verdammter Ernst?*, im Buchhandel erhältlich ab Juli 2025 für ein Update zum Zustand meines Vaters.

12

Die Wochen vor Henrys Geburts- und Todestag sind immer die schwersten. Die Tage an sich verlaufen meistens friedlich, weil wir uns schon im Vorfeld durch so viele Emotionen und Erinnerungen geackert haben. In den Wochen davor ist die ganze Familie schlecht gelaunt und gereizt. Alle sind näher am Wasser gebaut. Ich spüre, wie es mich wieder in Unglauben versetzt. Mein Sohn ist gestorben? Er wurde krank, und sie konnten ihn nicht heilen, und dann ist er gestorben? Und jetzt ist er tot? Er wurde eingeäschert, und wir haben eine Trauerfeier für ihn abgehalten? Ich gehe alles noch einmal durch, sodass ich es fast wieder glauben kann. Ich rede mit ihm – laut – und sage ihm, dass er mir fehlt und dass ich wünschte, ich könnte mich weiter um ihn kümmern.

Es ist interessant: Immer, wenn ich an Henry denke, ist er halbseitig gelähmt und hat ein Tracheostoma. Ich stelle ihn mir wirklich fast nie als körperlich vollkommen gesund vor oder als älteres Kind, das beinahe wiederhergestellt ist, was theoretisch hätte eintreten können. Aber warum? Bedingungslose elterliche Liebe für ihn, so wie er eben war?

Lange Zeit nach seinem Tod sah ich mir nur ungern Fotos von ihm vor seiner OP an. Sein linkes Auge war doch eigentlich nach innen gerichtet, dachte ich dann. Ein kleiner Schlauch gehörte doch an seinen Hals und eine Ernährungssonde an sein Bäuchlein.

Mir fehlte es, ihn zu versorgen. Es machte mich absolut fertig, als die Schwielen an meinen Fingern verschwanden, die ich vom Betätigen seines Absauggeräts hatte. Jeder Mensch schluckt im Laufe eines Tages einen Liter oder mehr Speichel, ohne es zu merken. Wenn man dazu aber nicht in der Lage ist, aspiriert man seinen Speichel, bekommt eine Lungenentzündung und stirbt. Hier kommt das Absauggerät ins Spiel, das gewissermaßen das Schlucken für einen übernimmt. Leah oder ich oder eine Schwester oder ein Pfleger (oder, nach einer Weile, Eugene oder Oscar) nahmen dann einen Einwegkatheter (nicht die Art, die in die Harnröhre eingeführt wird) und schlossen ihn an das Absauggerät an, das in etwa so groß war wie eine kleine Aktentasche. Wir schalteten das Gerät auf niedrigster Stufe ein und führten den Katheter anschließend vorsichtig in Henrys Atemkanüle ein. Nun mussten wir mit einem Finger der anderen Hand ein Löchlein an der Verbindung zwischen Katheter und Maschine abdecken. Sobald dieses Löchlein abgedeckt war, war der Kreislauf geschlossen, und das Gerät begann, sämtlichen Speichel und Schleim aus Henrys Luftröhre zu saugen. Solltet ihr jemals Bong geraucht haben: Es ist ein ziemlich ähnlicher Vorgang. Wir mussten es viele, viele Male am Tag ausführen. War Henry krank oder bekam gerade Chemotherapie und die entsprechenden Flüssigkeiten verabreicht, kamen wir locker auf über hundert Mal am Tag.

Durch den Druck, der dadurch entstand, dass das Gerät an meinem Daumen oder Zeigefinger saugte, bekam ich die Schwielen. Nach Henrys Tod verblassten sie allmählich. Ich hasste das. Ich hasste es so sehr. Bitte gib mir die kleinen harten Huckel an meinen Fingern zurück, damit ich darüberreiben und an Henry denken kann. Sie erinnerten mich daran, dass ich ihm beim Atmen half, und das war mein Privileg. Ich konnte sie berühren und wusste, dass sie von Henry kamen. Sie sagten mir, dass ich ihn liebte und er mich brauchte und dass er echt war.

In einer meiner liebsten Erinnerungen an die drei Jungen zusammen füttern wir Henry, nachdem er wieder zu uns nach Hause gekommen war. Die größte Herausforderung bestand dabei darin, die

Pumpe, die sein »Essen« (beigefarbene Flüssignahrung) aus der Flasche beförderte, für die Nacht so einzustellen, dass sie zwölf Stunden lang lief. Eugene lernte das unter unserer Aufsicht im Alter von sechs Jahren. Er war überstolz darauf, und Henry freute sich, Zeit mit ihm zu verbringen. Sogar der süße kleine Oscar lernte es! Ich strahle nur so vor Stolz, wenn ich daran denke.

Als Oscar es zum ersten Mal machte, wollte er ein Schlückchen aus der Flasche probieren. Ich erlaubte es ihm, und die beiden Jungs reichten die Flasche zwischen sich hin und her und schnupperten daran. Lächelnd nahm Oscar einen Schluck. Dann verschwand sein Lächeln, und er übergab sich auf Henrys Kinderzimmerteppich. Wir lachten alle vergnügt, Henry und Oscar eingeschlossen. Oscars Magen hatte noch nie viel verkraftet. Ich weiß noch, wie er einmal die Rückbank eines Taxis ruinierte, als die ganze Familie mich nach Irland zu einem Stand-up-Auftritt begleitete.

Dabei zuzusehen, wie die anderen Jungs von einem Moment auf den anderen ihr Leben zu Hause Henry anpassten, war einfach wundervoll; sie verhielten sich genauso fürsorglich, wie man es sich von großen Brüdern wünschen würde. Einmal kletterte Oscar, nachdem er die Ernährungspumpe eingestellt hatte, mit zu Henry ins Bett (ein Krankenhausbett mit allem Klimbim). Ich las ihnen vor, und Oscar schlief noch vor Henry ein. Henrys Augen leuchteten ungläubig. Dort neben ihm schlief sein großer Bruder. Was konnte es Schöneres geben.

Henrys Tod macht mich für alle aus unserer Familie unendlich traurig. Bei Oscar mache ich mir Sorgen, dass er eine Weile der Kleinste war, mit Henry dann aber nicht mehr, doch dann starb Henry, und Oscar war wieder der Kleinste. Dann kam Teddy auf die Welt, und schon war Oscar nicht mehr der Kleinste. Ist das irgendwo tief in seinem Inneren verwirrend für ihn? Außerdem war Henry Oscar altersmäßig am nächsten, wie hat sich das bloß angefühlt, als er seinen engsten kleinen Kuschelpartner verlor? Ich habe keine psychologische Ausbildung, außer dass ich seit fünf Jahrzehnten ein Gehirn benutze, aber ich mache mir Gedanken um solche Sachen. Vielleicht kann man alles unter »unendlich traurig« verbuchen, doch in stillen Augenblicken tue ich, was sicher viele Menschen tun, und versuche, alles zu analysieren und zu verstehen, obwohl es mir nur in den seltensten Fällen gelingt.

Mit Eugene, unserem Ältesten, unserem Leutnant und bewährten Berater, verhalten sich die Dinge anders, sind aber ebenso traurig und unergründlich. Eugene hat eine emotionale Weisheit, die schon ans Übernatürliche grenzt. Zu den viel zu seltenen Gelegenheiten, in denen Leah und ich gleichzeitig zu Hause und nicht im Krankenhaus waren, bat Eugene uns, dass wir uns in unserem Bett rechts und links neben ihn legten und ihn so fest drückten, wie wir konnten. Dadurch wieder aufgeladen, spürte er, was wir beide brauchten, und kümmerte sich anschließend um uns, machte uns etwas zu essen und räumte auf. Es war jedes Mal eine Erleichterung, wenn er, wie ein Uhrwerk, schließlich durchdrehte und weinte und schrie WIE DAS KIND, DAS ER JA WAR, nachdem er (oft recht lang) den Erwachsenen / die Krankenschwester / den Vater / das Dienstmädchen gegeben und uns unterstützt hatte. Erst kürzlich hat er in seinem Jahrbuch von der Grundschule bei Besondere Talente eingetragen: »Ich kann alles in Ordnung bringen.« Mein lieber Sohn, ich möchte nicht, dass du das Gefühl hast, es wäre deine Aufgabe.

Eugene verstand es und versteht es, aber das bedeutet nicht, dass er nicht wütend ist. Es gab einen Abend, an dem er sich auf mich stürzte, als wir gerade aus dem Krankenhaus nach Hause und ins Bett gehen wollten. In dem Moment musste er einfach ein paar Hiebe auf mich loswerden, und ich ließ ihn, und als er fertig war, nahm ich ihn auf den Schoß und hielt ihn im Arm. In letzter Zeit, im Alter von elf Jahren, ist er immer wieder wütend auf Leah und mich und fühlt sich gleichzeitig schuldig, weil er und Oscar ein paar Stunden nach Henrys Tod zur Schule gegangen sind. Ich erkläre ihm dann, dass er und sein kleiner Bruder in den frühen Morgenstunden, nachdem Henry gestorben war, erst eine ganze Weile bei ihm gelegen hatten und dann in ihre Zimmer gegangen waren, um sich für die Schule anzuziehen, weil sie ganz einfach brave, *kleine* Jungs gewesen waren, die das taten, was sie an einem Freitagmorgen um acht eben immer taten. Sie hatten die Zeit mit ihrem toten Bruder verbracht, die sie gebraucht hatten, und sich dann von ihrer normalen Routine leiten lassen. Also brachte ich sie zur Schule und ging auf ihre Lehrerinnen und Lehrer zu, die wussten, sie würden gleich erfahren, dass Henry nun gestorben war.

Ich sage Eugene, dass er natürlich nicht zur Schule gegangen wäre, wäre er so alt gewesen wie jetzt. Aber als er sechs war, zog ihn seine Starre auf – wie ich finde – sehr gesunde Weise zur Schule und zu seinen Freunden, die ihn lieb hatten.

Im Juni 2017 war Henry nach Hause gekommen, und im September wurde wieder eine MRT durchgeführt, um zu überprüfen, ob der Krebs zurückgekehrt war. Die beiden Großen hatten an dem Tag keine Schule, also nahmen wir sie mit, als wir mit Henry und seiner Pflegerin Angela für die Ergebnisse ins Great-Ormond-Street-Krankenhaus fuhren. Ich weiß noch, dass ich dachte, es seien mehr Leute als gewöhnlich im Raum, als wir ihn betraten. Anstatt sofort mit den Ergebnissen zu beginnen, erkundigte sich Dr. Mitchell, der behandelnde Onkologe, wie es Henry ging. Wir sagten, es gehe ihm prächtig. Er mache große Fortschritte bei der Physiotherapie. Er sei immer unterwegs und würde wie der Wind Treppen hochklettern, sodass wir glaubten, es würde auch mit dem Laufen nicht mehr allzu lange dauern. Sein Makaton-Wortschatz nehme ständig zu, und er sei überglücklich, bei uns zu Hause zu sein.

»Wow«, staunte Dr. Mitchell. »Nun ja, ich frage, weil ich Ihnen leider mitteilen muss, dass die MRT gezeigt hat, dass der Krebs wieder angefangen hat zu wachsen.«

Henry hockte auf dem Fußboden, wunderbar in sein Spiel vertieft. Mein Magen füllte sich mit Steinen. Das Team erklärte uns, dass es ihrer Meinung nach Optionen gebe, zum Beispiel eine weitere OP und Bestrahlung, aber dass wir uns im Detail darüber unterhalten könnten, sobald wir die schlechte Nachricht verdaut hätten. Ansonsten erinnere ich mich von diesem Termin an nichts mehr. Wir schleppten uns aus dem Raum dorthin, wo Angela mit den beiden Großen wartete. Unsere Blicke trafen Angelas Blick, und sie begriff. Wir weinten alle. Wir schafften es in ein kleines Restaurant in der Nähe des Krankenhauses und gaben den Jungen an einem Tisch draußen etwas zu essen.

Leah verstand vor mir, dass es keine weiteren Behandlungen mehr geben konnte. Ich bin so dankbar, dass sie so klug und stark ist. Kurz zog ich eine weitere OP mit anschließender Bestrahlung in Manchester in Erwägung, oder vielleicht sogar eine andere, »bessere« Art von Bestrahlung in Florida oder Oklahoma. Doch Henry konnte nicht fliegen, und die (mindestens) dreißig Runden Vollnarkose, die nötig wären, um sechs Wochen lang bestrahlen zu können, hätten ihn umgebracht, da seine zentrale Schlafapnoe sich stetig verschlimmert hätte. Noch so ein Albtraum-Aspekt von Hirntumoren bei Kindern: Sie oder ich könnten (möglicherweise) den Anweisungen, still zu liegen, folgen, wenn wir in eine Röhre geschoben und bestrahlt werden. Ein Kleinkind kann das nicht und muss deswegen eine Narkose bekommen, fünf Tage die Woche, sechs Wochen lang, für eine Bestrahlung, die zu allem Überfluss auch noch garantierte Hirnschäden nach sich zieht. Wir hätten auch »nur« eine OP vornehmen lassen können, aber der Krebs wäre mit nahezu hundertprozentiger Sicherheit wiedergekommen, so beharrlich, wie er sich darstellte, denn diese Art von Krebs bringt besonders gern kleine Jungen um. Das war es also. Leah wusste es in ihrem Herzen und auch mit ihrem Verstand, mehrere Stunden oder vielleicht sogar schon einen Tag bevor ich es begriffen hatte.

Wir beschlossen, Henrys Behandlungen zu beenden. Es hieß, er habe noch drei bis sechs Monate zu leben.

Eines Abends kurz darauf erzählte ich Rachel, einer von Henrys Nachtschwestern, dass der Krebs zurückgekommen war und Henry sterben würde. Sie schrie auf: »Oh nein! Oh, Henry! Oh, gütiger Gott, nein!« Sie zuckte vor der Nachricht zurück, als hätte ich sie geschlagen. »Nein, nein, nein«, rief sie weiter.

»Ja, genau«, war mein Gedanke. Ihre Reaktion war für mich wie Wasser in der Wüste. Rachel kam aus Nigeria, war selbst Mutter und gläubige Christin. Vielleicht lässt sich ihre Reaktion mit einem oder mehreren dieser Faktoren erklären, ich weiß es nicht. Jedenfalls übertraf sie die Reaktionen so einiger Leute englischer und amerikanischer Herkunft um Längen. Viele Menschen bekommen Angst vor dir, wenn dein Kind im Sterben liegt. Ich predige ja in vielen Situationen Mitgefühl, aber nicht in dieser. Vielleicht, weil Mitgefühl hier nichts bewirken würde. Das Leben, und der Tod, werden schon früh genug die Tür solcher Menschen eintreten; ich habe keine Ahnung, was eine Predigt darüber, wie feige sie sind, da bringen sollte. Ich danke dir also, Rachel, dass du vor Schmerz und Trauer aufgeschrien hast, als du erfuhrst, dass Henry sterben würde. Deine Reaktion ist mir seither oft als die absolut beste, die ich erhalten habe, in den Sinn gekommen. Sie hat mir geholfen, Rachel.

Ja, ruft es von den Dächern: Mein wunderbarer kleiner Sohn wird sterben!

13

Wir erzählten Eugene und Oscar, die sechs und vier waren, dass Henrys Krebs zurückgekommen war und wir nichts mehr tun konnten. Sie wollten wissen, ob er sterben würde. Wir bejahten. Wir waren hinten bei uns im Garten, wo die drei zusammen spielten. Meine drei Söhne, über deren Gesundheit und Vitalität ich ganz bewusst und voll Dankbarkeit gestaunt hatte, bevor Henry krank wurde.

Wir teilten unserem Umfeld mit, dass Henrys Krebs zurückgekommen war und er sterben würde. Manchen Leuten erzählt man so etwas, weil man muss, wie zum Beispiel den Lehrerinnen und Lehrern unserer Söhne. Anderen erzählt man davon, weil man möchte, wie unseren Freundinnen und Freunden. Wieder anderen, und zwar völlig Fremden, erzählt man davon, weil sie sich erkundigt haben, ob nun freundlich oder nicht, warum man in die Ferne starrt, ganz offensichtlich unter Schmerzen.

Wir empfingen Reaktionen aller Art.

Es gibt eine wundervolle Graphic Novel der

Künstlerin und Autorin Nicola Streeten mit dem Titel *Billy, Me and You* über ihren Sohn Billy, der im Alter von zwei Jahren stirbt, nachdem er von einem Tag auf den anderen am Herzen operiert werden muss. Wie der Zufall es wollte, hatte ich es ein paar Monate bevor Henry krank wurde, im bezaubernden Haus der Illustration in King's Cross für Leah gekauft. Wir hatten es beide gelesen und fanden es großartig, vor allem die extrem lustige Passage hatte es uns angetan, in der Streeten für die Reaktionen der Menschen auf die Nachricht, dass ihr Sohn gestorben war, Punkte verteilt. Rachels Reaktion war eindeutig eine Zehn. Eine unvergessliche Eins ging an einen Typen, der mir erzählte, SEIN GROSSVATER HABE EBENFALLS EINEN HIRNTUMOR GEHABT, ABER ÜBERLEBT. Soll das verdammt noch mal ein Scherz sein? Und wenn dein neunzig Jahre alter Opa von drei Bussen überfahren worden und anschließend in einen Fleischwolf gefallen wäre, es würde mir so was von am Arsch vorbeigehen! Großväter sollen schließlich Tumore bekommen und sterben! Das ist ihre Aufgabe! Was für ein absolut beschissener Großvater läuft denn *ohne* einen Batzen Tumore herum? Jedenfalls keiner, den ich gern kennenlernen möchte. Wenn ein Großelternteil stirbt, dann ist das wie eine Übung, das ist eine Stufe höher, als wenn ein Haustier stirbt, um einen zumindest minimal auf einen *wirklich* schmerzhaften Verlust vorzubereiten. Und der Großvater dieses Typen hatte nicht einmal den Anstand, zu sterben! Was für Arschlöcher.

Gleich zweimal widerfuhr uns etwas Faszinierendes, als wir einmal einer Krankenschwester und einmal einem Arzt mitteilten, dass Henrys Krebs zurück war und wir die Behandlung nicht fortführen wollten. Sie waren beide ruhig und trösteten uns, als wir ihnen vom wiedergekehrten Krebs erzählten. Dann weinten sie, als wir verkündeten, wir hätten uns gegen eine weitere OP und gegen Bestrahlung entschieden. Beide erklärten, sie würden weinen, weil sie so froh seien, dass wir Henry keine Behandlung mehr zumuten wollten. Ihre Erleichterung war körperlich spürbar, kam tief aus der Kehle. Sie sagten, sie wünschten, mehr Eltern würden das tun, was wir taten. Ich bin diesen beiden so dankbar, weil sie bezeugten, dass wir trotz all dem Schmerz, der uns überflutete, die richtige Entscheidung trafen, gestützt auf unsere Liebe zu Henry.

Nicht alle standen so hinter uns, und eine von Henrys Pflegerinnen, Mira, machte klar, dass sie mit unserer Entscheidung nicht einverstanden war. Sie wurde still und verschlossen und ärgerte sich offensichtlich über uns. Ich erklärte ihr Schritt für Schritt, weshalb Henry die einzigen Behandlungsoptionen, die infrage kamen, nicht überleben würde, doch sie nahm die Informationen gar nicht mehr auf. Es tat weh, denn Mira liebte Henry und war auch besonders gut mit den beiden Großen – und alle drei liebten auch sie. Aber sie fand, dass wir das Falsche tun. Mira und Henry hatten eine Gemeinsamkeit, und zwar hatte Mira eine Narbe am Hals von einer Tracheostomie ein paar Jahre zuvor. Sie war nach einem Unfall ins Koma gefallen und musste über einen längeren Zeitraum künstlich beatmet werden, sodass eine temporäre Atemkanüle nötig gewesen war. Sie und Henry verstanden also beide etwas, das die bei Weitem größte Mehrheit nicht versteht. Es tat sehr weh, dass Mira sich von uns zurückzog, nicht mehr auf Nachrichten antwortete und auch nicht zu Henrys Trauerfeier kam. Wir hörten nie wieder von ihr.

Was mit Mira geschah, ist einer dieser zusätzlichen Schmerzen, die den Tod des eigenen Kindes tagein, tagaus begleiten, wie eine Seepocke an einem Wal. Oder vielleicht ist die Trauer ein wahnsinniger König, in dessen verdrecktem Umhang sich Nesseln und Steine und Muscheln und herumliegendes Besteck und Scheiße und Missverständnisse mit Miras verfangen haben und den er nun durch dein Haus schleift, sodass sich alles auf deinem Bett und an den Wänden und der Decke verteilt. Man kann sich einfach nicht vorstellen, aus wie vielen Einzelteilen sich das Grauen um das Sterben und den Tod zusammensetzt und wie diese Einzelteile drohen, einen zu ersticken. So vieles ist vergiftet. Dabei war Mira ein guter Mensch! Wir haben sie geliebt! Das tue ich immer noch! Sie war einfach nicht imstande, mit etwas sehr Schwierigem umzugehen, also zog sie die Reißleine und ging. Wir konnten das nicht.

Wenn ich darüber schreibe, überkommt mich das Bedürfnis, allen eine Ohrfeige zu verpassen, die Leah oder meinen Söhnen wegen irgendetwas das Leben schwer machen, auch jetzt noch. Ich würde gern mal sehen, wie sie mit auch nur einem Viertel der Scheiße klarkommen, mit der Leah und die Jungs täglich zu tun hatten und die darin gipfelte, dass Henry in einem Leichensack aus dem Haus getragen wurde. Ich glaube, Leah und die Jungs sehen das anders als ich; sie sind gute, vernünftige Menschen, die wollen, dass man sie so behandelt wie alle anderen auch. Im Grunde will ich das ebenfalls, aber ich muss gegen den Drang ankämpfen, diejenigen umzunieten, die keine Kurzbiografie über mich und meine Familie gelesen haben und dann einen kurzen Test schreiben, ehe sie mit uns in Interaktion treten.

Meine Lieblingsreaktion auf einen »großen« Todesfall in der Geschichte stammt von der Figur Henry Clerval in Mary Shelleys Meisterwerk *Frankenstein*. Als Henry Clerval erfährt, dass der kleine Bruder William seines besten Freundes Victor

Frankenstein ermordet wurde, sagt er: »Ich kann dir keinen Trost spenden, mein Freund. Dein Unglück ist nicht wiedergutzumachen. Was willst du nun tun?«

Perfekt. Es gibt keinen Trost. Das Unglück ist nicht wiedergutzumachen. Ich habe *Frankenstein* zweimal gelesen, seit Henry gestorben ist. Es ist mein Begleiter in der Trauer. Es sollte niemanden, der das Buch liest, überraschen, dass Mary Shelley eine trauernde Mutter war.

Wir wollten ihn einfach nicht länger quälen. Wir hatten gesehen, was es mit einem Kind machte, wenn man ihm den Schädel öffnete und an seinem Hirnstamm schabte. Und wenn außerdem quasi garantiert war, dass der Tumor ohne Bestrahlung wiederkommen und ihn umbringen würde, wie konnten wir ihm das dann antun? Wie konnten wir ihn MEHR ALS DREISSIG MAL einer Vollnarkose aussetzen? Er hätte die ersten vier davon nicht überlebt. Es wäre menschlicher gewesen, ihn vom Krankenhausdach zu werfen. Ihn zu lieben bedeutete, dass wir den Krebs wachsen und Henry umbringen lassen mussten.

Es brachte mich so verdammt durcheinander, Henry so glücklich herumtoben zu sehen, agil wie nie zuvor, sowohl körperlich als auch mental, und dabei zu wissen, dass er sterben würde. Ich fühlte mich wie ein Irrer.

Wir gingen ständig in den Park. Ich verpflichtete mich für eine vierte und letzte Staffel *Catastrophe* in der unbestimmten Zukunft, sodass ich wusste, ich würde irgendwann wieder Geld verdienen. Henry spielte mit seinen Brüdern und seinen kleinen Kumpeln. Wir weinten mit unserer Familie, unseren Freundinnen und Freunden und den Pflegerinnen. Wir sangen jeden Tag mehrmals »Incy Wincy Spider« mit den Gebärden dazu. Einmal die Woche gingen wir in den Zoo. Wir luden jemanden ein, der Geburtstagspartys mit Tieren veranstaltete, und er brachte Taranteln und Schildkröten und seltsame kleine Säugetiere mit. Henry war überglücklich. Nach Bedarf saugten wir seine Atemkanüle ab und wechselten täglich seinen Verband. Abends schalteten wir die Ernährungspumpe ein. Wir badeten zusammen und quetschten uns regelmäßig zu fünft in unsere klitzekleine Dusche und lachten und spielten und planschten. Henry strahlte vor Freude, und wir auch.

Leah und ich hatten uns noch ein viertes Kind gewünscht, hielten es aber für keine gute Idee, uns, solange Henry krank war, noch mehr Belastungen auszusetzen. Als wir herausfanden, dass Henrys Krebs wieder da war, setzte Leah die Pille ab und wurde sofort schwanger. Henry war der Erste, dem wir davon erzählten. Er wusste, dass er ein großer Bruder werden würde. Und was für ein guter großer Bruder er geworden wäre. Er kümmerte sich so gern um alles, was klein ist. Wir erzählten es niemandem sonst; es war unser Geheimnis mit Henry.

Wie es sich angefühlt hat, schwanger zu sein und zu wissen, dass sie sich schon bald von einem ihrer anderen Kinder würde verabschieden müssen? Ich habe Leah gefragt und mir ihre Antwort angehört, aber ich kann mir nicht vorstellen, dass Worte es ausreichend beschreiben können.

Als Teddy zur Welt kam, ein paar Monate nachdem Henry gestorben war, machte er kurzen Prozess mit mir, so verdammt niedlich und wunderbar war er. Er ist so ein lustiges Pummelchen. Und er lacht! Heilige Scheiße, lacht er viel. Ich meine, was ist denn bitte so witzig?

Ich bin verrückt nach ihm, und wenn ich mir vorstelle, dass er im gleichen Bauch wie Henry herangewachsen ist, macht mich das überglücklich. Einmal träumte ich, dass Henry ihm in Leahs Bauch eine Nachricht hinterlassen hatte. Sie war sogar eingerahmt, mit einem kleinen Nagel daran; Henry hatte die Nachricht in Leahs Gebärmutter aufgehängt. Ich konnte sie zwar nicht lesen – sie war ja auch nicht für mich bestimmt –, aber ich wusste, dass unser neues Baby sie gesehen hatte, und als ich aufwachte, war ich froh.

Vor Kurzem fuhr Leah eine Woche zelten. Gleichzeitig war Oscar, inzwischen neun, auf Klassenfahrt. Ich war also mit Eugene und Teddy allein zu Hause. Sie sind mittlerweile elf und vier. Es machte sehr viel Spaß, denn wenn man Zeit mit seiner Familie in unterschiedlichen Konstellationen verbringt, lernt man neue Seiten der einzelnen Mitglieder kennen. Außerdem finden wir alle drei, dass Toast mit Erdnussbutter und Marmelade ein anständiges Abendessen ist.

Als Leah und Oscar zurückkamen, freute ich mich natürlich, sie zu sehen. Aber kurz nachdem sie beide wieder eingetroffen waren, brach ich in Tränen aus. Mir wurde bewusst, dass es daran lag, dass meine Frau und mein Sohn von einer Reise zurückkehrten, ein anderer Sohn aber schon länger weg war und nicht wiederkommen würde. Wenn Leah und Oscar wieder mit uns vereint waren, wieso nicht auch Henry?

Ich glaube, wir tragen einen Regenbogen an Emotionen in uns. Ich weiß nicht, welche Farbe welchem Gefühl entspricht; vielleicht steht Blau für Traurigkeit, Rot für Leidenschaft und so weiter. Das ist aber auch gar nicht so wichtig. Auch nach Henrys Tod hat mein Regenbogen noch alle Farben. Nennt mir ein Gefühl – ich kann es fühlen und fühle es oft. Leah und unsere Jungs und ich lachen jeden

Tag. Doch jetzt ist da auch ein schwarzer Streifen in meinem Regenbogen, der vorher noch nicht da war. Oder falls doch, dann konnte ich ihn nicht sehen, bevor Henry gestorben ist.

Der Streifen ist jetzt ein Teil von mir. Und das sollte er auch sein. Die Trauer färbt nun auch die glücklichen Augenblicke ein, die Meilensteine. Feiertage sind völlig im Arsch. Weihnachten wurde für mich schon mit vierzehn zerstört, als meine Eltern sich scheiden ließen, und Henrys Tod hat dem nur noch einen draufgesetzt. Ich hätte absolut nichts dagegen, es ausfallen zu lassen. Ich stehe es für die Kinder durch, aber ich habe die Vermutung, dass sie eines Tages auf ihre Kindheit zurückblicken und begreifen werden, dass ihr Vater ein verkappter Scrooge war.

Die einzelnen Bestandteile von Weihnachten gefallen mir: Musik, die Zusammenkunft von Freundinnen, Freunden und Familie, Schinken. Aber wirf alles zusammen und zieh es über eine ganze »Jahreszeit« in die Länge, und ich bin raus. Ich mag es nicht, wenn man mir sagt, wann ich Spaß haben soll! Das mache ich lieber in meinem eigenen Rhythmus, ganz organisch. Wenn ich eine Werbung sehe, deren Botschaft lautet: »Es ist so schön, wenn alle zusammen sind!«, denke ich nur: »Tja, das sind wir aber nicht, du Arsch.« Ich weiß zwar, dass Familien ihre Form durch Geburt, Hochzeit und Scheidung verändern, aber unsere Familie veränderte ihre, weil mein kleiner Sohn (dem Weihnachten sogar gefiel) starb.

Ich reagiere inzwischen auch allergisch darauf, wenn Erwachsene ihren Geburtstag feiern. Meine Gedanken dazu dürft ihr allerdings nicht zu ernst nehmen, da Henry an meinem Geburtstag starb. An dieser Stelle unterwerfe ich mich voll und ganz eurer küchenpsychologischen Analyse. Ich glaube aber, dass ich nicht dabei sein kann, wenn Erwachsene ihren Geburtstag feiern, weil Henry nur zwei davon erleben durfte. Hat man aber VERDAMMTE VIERZIG gehabt, kann man sich mal entspannen, finde ich. Ich bin so furchtbar. Wenn bei der Arbeit jemand flüstert: »Hey, um vier gibt es Kuchen und Eis für Chris, er hat Geburtstag!«, dann gehe ich um drei Minuten vor vier aufs Klo. Scheiß auf Chris; er ist älter als ich, und ich hasse seine dämlichen Hemden.

Fünf Monate nachdem Henry gestorben war, kam mein Vater zu Besuch und plante es so, dass es auf seinen siebzigsten Geburtstag fiel. Ich sagte ihm, feiern würden wir nicht. Der siebzigste Geburtstag meines Vaters! Der Großvater, der sich so unglaublich liebevoll um Henry gekümmert hatte. Er nahm es locker, weil er wusste, dass ich zu der Zeit verrückt war, außerdem hatte ich (hoffentlich) über die Jahre ausreichend un-verrücktes und freundliches Betragen angesammelt, um ungestraft davonzukommen. Mir wird jetzt allerdings klar, dass ich mich bei ihm entschuldigen sollte. Ob ich es wohl schaffe, bevor er es hier liest?

14

Wir feierten das letzte Mal zusammen Weihnachten. Meine Mutter, mein Stiefvater, Maggie und ihre Tochter Marie kamen zu Besuch. In London schneit es nicht so verlässlich wie in Massachusetts, also brachte meine Mom ein paar künstliche Schneebälle aus schwerem Stoff mit, an denen wir erstaunlich viel Freude hatten. Wir hatten einen Heidenspaß bei einer »Schneeballschlacht« bei uns im Park. Ansonsten waren wir wie benommen und schlafwandelten durch die Feiertage. Maggie und Marie feierten zum zweiten Mal ohne Tobias, wir feierten zum letzten Mal mit Henry. Nichts schien echt, vor allem, da Henry in umwerfend guter Verfassung war. Er genoss die Feiertage mit dem Verwandtenbesuch in vollen Zügen. Für uns andere war es, als wären wir auf irgendeiner beschissenen Insel gestrandet, die Homer aus der *Odyssee* ausgeschnitten hatte und wo auf den ersten Blick alles normal scheint, aber alles, was Odysseus berührt, mit einem ranzigen Öl bedeckt ist, sodass du begreifst, dass irgendetwas ganz und gar nicht in Ordnung ist.

In jenem Dezember besuchten uns Henrys Makaton-Heldinnen Suzanne und Tracy. Wir waren in Kontakt geblieben, und ich hatte ihnen erzählt, dass Henry sterben würde. Wir sangen ein bisschen mit ihnen, da fing es an zu schneien. Wir gingen raus in unseren Garten und ließen dicke Schneeflocken auf uns fallen. Mit seiner Mommy und seinem Daddy und seinen Heldinnen von Singing Hands dort draußen im Schnee war Henry überglücklich. Leah und ich waren es auch. Und wir waren todtraurig, denn wir wussten, dass es Henrys letzter Winter sein würde.

So wurde es 2018. Wenn ich mich zurückerinnere, dann weiß ich noch, dass es ungefähr der neunte Januar war, als Henry morgens nicht ganz aufzuwachen schien. Er wirkte träge und hielt den Kopf schief, ein Zeichen für Schmerz. Wir riefen in der Palliativpflege vom Great-Ormond-Street-Krankenhaus an, und sie schickten uns jemanden. Die Ärztin bestätigte, dass Henrys Trägheit und seine Beschwerden vermutlich bedeuteten, dass der Tumor wuchs und die Probleme verursachte, für die ein großes fremdes Etwas im Kopf eines Kindes bekannt ist. Sie verschrieb Morphium und Gabapentin gegen die Schmerzen. Das Morphium war ein knallrotes Pulver, das ich mit Wasser vermischte, in eine Spritze aufzog und dann an Henrys

Ernährungssonde anschloss, um es ihm zu verabreichen. Ich bin froh, dass es knallrot war. Das, was man seinem sterbenden Kind einflößt, um seinen Schmerz zu lindern, sollte knallrot sein, wie eine Fahne oder eine Fackel oder ein Feuerwehrauto auf dem Weg zu einer Katastrophe. Das Morphium und Gabapentin wirkten, sodass Henry sich entspannen konnte und wir ihn im Arm hielten. Er wurde jeden Tag langsamer, als würde man jeden Tag einen Drehknopf ein Stück weiter herunterdrehen.

Eine Lego-Duplo-Eiswaffel wurde ihm sehr wichtig, und er hielt sie den ganzen Tag in der Hand.

Anstatt zu warten, bis er Schmerzen zu haben schien, durften wir ihm seine Medikamente nach Plan verabreichen, sodass er nur wenig oder gar keine Schmerzen hatte. Ich löste das knallrote Pulver in Wasser auf und verabreichte es ihm Tag und Nacht. Ich lag neben ihm, und Leah hielt ihn im Arm und tanzte mit ihm. Seine Brüder lasen ihm vor und spielten mit ihm. Meine Mutter kam wieder angereist. Leahs Mutter kam angereist. Sie heißen beide Nancy. Sie übernachteten in einer Airbnb-Wohnung ein paar Häuser weiter.

Henry öffnete immer seltener die Augen. In der Hand hielt er seine kleine Eiswaffel. Er lag im Sterben. Etwa jeden zweiten Tag kam jemand von der Palliativstation. Wir maßen regelmäßig seinen

Blutsauerstoffgehalt, der in Ordnung war. Als ich aber nach neun Tagen den Gehalt maß, war er absurd niedrig, irgendetwas in den Sechzigern (er sollte irgendwo zwischen fünfundneunzig und hundert Prozent liegen). Wir gaben ihm Sauerstoff, aber der Wert wollte nicht ansteigen. Wir riefen auf der Palliativstation an und erklärten es der Frau am Telefon, und sie sagte: »Das ist unmöglich.«

Es war einer dieser absurden Augenblicke, die den Tod umgeben, über die Leah und ich seitdem viel gesprochen haben. Einfach eine Art reflexhafte funktionelle Antwort: »Unmöglich.« Wir regten uns nicht darüber auf; wir hatten noch nie mit der Person am anderen Ende der Leitung zu tun gehabt. Wir scherzten untereinander, dass sie womöglich gesagt hatte: »Er kann UNMÖGLICH überleben, wenn Sie den Wert nicht sofort wieder hochbekommen«, wir aber nur das »unmöglich« gehört hatten, weil die Verbindung schlecht war. Vielleicht dachte sie ja auch, »unmöglich« und »schrecklich« wären Synonyme.

Die Palliativärztin kam und war ebenfalls der Ansicht, dass Henry bald sterben würde. Er war nicht mehr bei Bewusstsein. Ich sorgte dafür, dass das rote Pulver nicht ausging. Unsere Mütter gingen mit den beiden Großen etwas zu Abend essen und zu einer Winterlichtershow auf einem Platz in der Nähe, sodass Leah und ich bei Henry sein konnten. Es war furchtbar, sie nach draußen zu schicken, da wir nicht wussten, ob Henry noch am Leben sein würde, wenn sie wiederkamen. Wir sagten der Nachtpflegerin, sie solle an diesem Abend nicht kommen. Wir lagen mit ihm auf dem grauen Sofa, das schon in der Wohnung gestanden hatte, als wir eingezogen waren. Wir trugen ihn nach draußen in den Garten, damit er noch einmal unter den Sternen in der Nachtluft sein konnte, bevor er starb. Leah nahm ein Bad mit ihm, und ich saß auf dem Boden daneben. Er war so wunderschön, seine Haut so weich und so perfekt. Seine Haare waren ziemlich lang, weil wir sie nie geschnitten hatten, nachdem sie nach der Chemo wieder gewachsen waren. Ich hätte es ihm bis auf den Boden wachsen lassen und dann zu einer wunderschönen Hochsteckfrisur auf seinem Kopf gewunden.

Die beiden Großen kamen mit ihren Nancys nach Hause, als Henry noch lebte. Die Nancys brachten sie ins Bett, gaben auch uns und Henry einen Gutenachtkuss und gingen rüber in ihre Wohnung. Dann waren wir nur noch zu fünft bei uns zu Hause. Oder eher zu sechst, Leah war ja schwanger. Sechs Menschen, die sich liebten und sich brauchten.

Gegen fünf Uhr in der Frühe öffnete Henry die Augen und sah Leah an.

Dann starb er.

Unsere Mütter taten uns den unglaublichen Gefallen und gingen zum Rathaus, um Henrys Tod zu melden. Ich bin ihnen dankbar, denn ich weiß nicht, ob ich seinen Tod an dem gleichen Ort hätte anzeigen können, an dem ich keine drei Jahre zuvor seine Geburt gemeldet hatte.

Meine Mutter und unsere Nachbarin versuchten, Jackie zu füttern, die Bartagame der Jungs. Bartagamen fressen Heuschrecken. Meine Mutter und die Nachbarin hatten Angst und ließen alle Heuschrecken im Zimmer der Großen fallen. Schreiend versuchten sie, sie wieder einzusammeln. Ich weiß nicht, ob sie alle gefunden haben. Anders als Grillen machen Heuschrecken keine Geräusche, sie lauern also womöglich noch irgendwo und vermehren sich. Henry liebte Jackie, die Echse, und sie ist immer noch bei uns. Leah trug Jackie ein paar Stunden auf der Schulter, als sechs Monate später die Wehen einsetzten. Jackie beruhigte sie.

Ich bin so froh, dass Henry zu Hause gestorben ist. Ich bin so froh, dass er in den Armen seiner wunderbaren Mutter starb, die ihn abgöttisch liebte. Ich bin so froh, dass er noch zwischen uns lag und wir ihn küssen und halten und sein wunderschönes langes sandfarbenes Haar streicheln konnten. Ich bin so froh, dass kurz darauf seine Brüder Eugene und

Oscar zu uns kamen und sich an ihn kuschelten und keine Scheu hatten, weil sie in den letzten zwei Jahren so eng in die Fürsorge um ihn eingebunden gewesen waren, zuerst im Krankenhaus, dann zu Hause. Ich bin den Pflegerinnen unendlich dankbar, die uns tagsüber halfen und nachts nach Henry sahen, sodass Leah und ich am Tag einigermaßen erholt und wach sein und uns um alle drei wunderbaren Jungs kümmern konnten. Henry hat jeden Tag, den er bei uns zu Hause verbrachte, Glück und Neugierde und Liebe und Streitereien unter Brüdern erlebt. Und das gilt auch voll und ganz für seine letzten Tage. Er hatte einen guten Tod.

Wir behielten Henry noch fast den ganzen Tag bei uns. Solltet ihr das Glück haben, dass eine oder einer eurer Lieben zu Hause stirbt, behaltet den Leichnam noch eine Weile da, wenn es geht. Es waren wertvolle Stunden. Menschen, die ihn geliebt haben, kamen vorbei. Ein Arzt kam und stellte seinen Tod fest.

Herr im Himmel, was war Henry noch im Tod schön. In seinem kleinen Schlafanzug. Wir ließen die Fenster auf, sodass er kühl blieb. Ich sagte den lauten Bauarbeitern von nebenan, dass mein Sohn tot auf unserem Bett lag und wir deswegen die Fenster auflassen mussten, also bitte hört für heute mit der Arbeit auf. Sie taten es.

Am Tag nach Henrys Tod schlug ich mir selbst ins Gesicht. Ich weiß nicht, wieso, aber ich schlug so hart zu, dass meine Nase zu bluten anfing. Eine Mitarbeiterin aus dem Hospiz war gerade da, um uns unter die Arme zu greifen. Sie wandte sich zu meiner besorgten Mutter um und sagte: »Ah, ja, das ist normal. Machen Sie sich keine Sorgen.«

Ich werde euch hier nichts weiter über die Augenblicke vor oder nach Henrys Tod erzählen. Ich kann darüber sprechen, aber ich will sie nicht mit geschriebenen Worten beschränken. Vielleicht habt ihr etwas Ähnliches erlebt oder werdet es eines Tages.

15

Auf Henrys Beerdigung war Leah schwanger mit Teddy. Ich verwende den Begriff »Tapferkeit« nicht oft, aber auf Leah trifft er zu. Ich liebe sie so sehr. Ich brauche sie. Ich stütze mich auf sie. Ich kann nicht ohne sie, und das will ich auch nicht.

Sollten wir in den Tagen vor und nach Henrys Trauerfeier gelächelt haben, was nicht oft vorkam, dann hatten wir es der Tatsache zu verdanken, dass der sehr freundliche und äußerst kompetente Bestatter, der sich Henrys annahm, Barry White hieß.

Neuerdings vergeht die Zeit in meiner Wahrnehmung merklich schneller. Ich bin jetzt fünfundvierzig, was bedeutet, dass ich statistisch gesehen mehr als die Hälfte meines Lebens hinter mir habe. Mein Tod liegt vermutlich näher als meine Geburt. Vielleicht sogar um einiges näher! Wer weiß? Ich nicht. Ich bin noch ganz gut in Form, aber allmählich verändert sich etwas. Ich kann nicht mehr sprinten, ohne mich zu verletzen. Meine Augen werden schlechter, und ich muss »es langsam angehen«, wenn es meinen Kindern gelingt, mich aufs Trampolin zu kriegen, damit ich mir nicht wehtue. Ich habe eine Vasektomie durchführen lassen, was bedeutet, dass ich wohl keine Babys mehr machen werde. Es ist noch nicht der Sonnenuntergang meines Lebens, aber ich habe auf jeden Fall schon zu Mittag gegessen.

Vielleicht sind mir Nickerchen deshalb inzwischen wichtiger als je zuvor. Gott weiß, wie sehr ich sie brauchte, nachdem Henry gestorben war. Die Müdigkeit, die mit der Trauer einhergeht, macht einen fertig. Monatelang fragte ich mich ernsthaft, ob ich wieder aufwachen würde, wenn ich mich hinlegte. Ich konnte mir nicht vorstellen, dass irgendein Kontrolllämpchen noch an wäre, sobald ich mich dem Schlaf auslieferte. Ich spürte keine treibende Kraft in mir, keinen Willen und auch keine biologisch angelegte Form von Initiative oder Neugier darauf, was die Zukunft nach der nächsten Mütze Schlaf bereithielt. Konnte mein Herz einfach aufhören zu schlagen? So wie Henrys Herz, als der Tumor zu groß für sein hübsches Köpfchen wurde und zu viel Druck auf sein Gehirn ausübte, sodass er es ausschaltete? An welchem Faden wurde ich wieder zu Bewusstsein gezogen, sobald das regenerative Soll erfüllt war? Irgendwie schaffte ich es jedes Mal, aber ich habe keinen blassen Schimmer, wie zur Hölle.

Als Eugene, unser Erster, geboren wurde, versetzte es mich in Ehrfurcht, und ich war überglücklich, doch gleichzeitig kam mir der Gedanke: »Krass, ich werde sterben.« Mir wurde überdeutlich bewusst, dass ich der einen großen biologischen Notwendigkeit nachgekommen war, für die ich hier war. Es wäre zwar nett, wenn ich noch bliebe, aber ich musste nicht unbedingt. Zu sehen, wie Eugene aus Leah geschlüpft kam und seine ersten Atemzüge nahm, mitzuerleben, wie ein Leben begann, machte mir bis ins Mark bewusst, dass mein Leben eines Tages vorüber sein würde, und zwar endgültig. Klar, theoretisch wissen wir das alle, aber hin und wieder wird es uns so vor Augen geführt, dass wir es im Innersten spüren.

Natürlich wurde es mir noch tausendmal stärker bewusst, als Henry starb. Nicht nur würde ich sterben, sondern auch meine Kinder, und die Reihenfolge, in der es geschah, unterlag nicht meiner Kontrolle. Ich hatte in der Vergangenheit bereits dann und wann versucht, mich in Demut zu üben, aber der Tod des eigenen Kindes macht auf so brutale Art und Weise demütig, dass ich es kaum beschreiben kann. Ich stelle mir vor, dass Gott oder einer seiner Abgesandten mit einer Fahrradkette oder einem Baseballschläger auf mich eindrischt, dass das Blut nur so spritzt. *Setz dich hin, du kleines Stück Scheiße. Dachtest du etwa, du wüsstest, was auf der Welt vor sich geht? Dachtest du, du hättest irgendeine Ahnung? Wie kannst du es wagen! Wie kannst du es WAGEN, anzunehmen, du hättest etwas, an dem du dich festhalten kannst, was dir Trost gibt, Sicherheit, Verständnis? Deine Unwissenheit ist eine bodenlose Frechheit. Jetzt weißt du, worauf du zählen kannst: auf nichts, niemals. Nur dafür hast du meine Erlaubnis.*

Warum musste ich diese Lektionen lernen? Manche Idioten sagen ja: »Alles passiert aus einem bestimmten Grund.« Im rein »physikalischen« Sinn stimme ich dem zu, dass etwas passiert, weil etwas Vorangegangenes dazu führte, aber ich glaube ganz bestimmt nicht, dass etwas geschieht, weil es Gottes Plan war oder irgendein vergleichbarer Blödsinn. Was meine Beziehung zu jeglicher Art von Gottheit angeht, schneide ich mir eine Scheibe von Graham Greenes *Das Ende einer Affäre* ab, besser gesagt eine Seite, und zwar die letzte Seite, auf der ein trauernder Maurice Bendrix nach dem Tod seiner geliebten Sarah feststellt: »Ich hasse dich, Gott. Ich hasse dich, als würde es dich geben.«

Nach dem Tod von Henry, meinem Sohn mit den blauen Augen, verspürte ich oft den Drang, an Gott zu glauben, damit ich, wenn ich dann im hohen Alter starb und ihm begegnete, ihm die Zähne einschlagen konnte. Ich wollte eine Kakerlake sein. Ich wollte all das Grauen und die Schufterei und die Schmerzen überstehen. Wollte nicht einmal glücklich dabei sein. Ich wollte lediglich das ertragen, was man nicht ertragen müssen sollte, und mich dann auf allen vieren über die Ziellinie schleppen und Gott sagen, er soll sich verpissen. Gedanken dieser Art brachten mich tatsächlich zum Schmunzeln. Sie tun es immer noch. Es sind die Art düstere Seelentröster-Gedanken, über die sich trauernde Eltern austauschen und lachen.

So oder so halte ich es für eine gute Idee, sich hin und wieder mit dem Tod und der Tatsache, dass man stirbt, zu beschäftigen. Es besteht dazu ja die hohe Wahrscheinlichkeit, dass man es gen Ende mit Schmerzen, Angst und Überraschungen zu tun bekommt. Den Großteil des Pfades, wenn nicht sogar den ganzen Weg bis hin zum Tod, wird man nicht selbst planen können, deswegen glaube ich, dass es klug ist, wenn schon nicht unbedingt eine positive, doch zumindest eine robuste Haltung dazu zu entwickeln. Damit meine ich nur die Einstellung gegenüber dem eigenen Tod; ich finde es absolut angemessen, sich (buchstäblich) die Haare auszureißen und Fenster mit Ziegelsteinen einzuschmeißen, wenn man mit dem bevorstehenden oder kürzlichen Tod von jemand anderem zu kämpfen hat. Schließlich liebt man diese Person, oder man liebt sie und sie fehlt einem. Aber der eigene Tod?

Den wird man schon verkraften.

Über meinen eigenen Tod mache ich mir aus mehreren Gründen keine Sorgen. Einer davon ist dieser riesengroße, den ich am Beispiel von Geburt veranschaulichen möchte. Jedes Mal, wenn mir Leute erzählen, dass sie ihr erstes Kind erwarten und nervös sind, sage ich den Betreffenden Folgendes: »Ach, du liebe Güte, wie wunderbar. Ich freue mich so für euch. Klar seid ihr aufgeregt, aber hört zu, es sieht so aus: Ihr seid bereit für alles, was daran schwer ist. Ihr wart schon mal übermüdet. Ihr hattet schon mal Schmerzen. Ihr hattet auch vorher schon mal Geldsorgen. Und ihr habt euch auch schon mal wie ein unfähiger Trottel gefühlt. Der schwierige Teil ist also gar kein Problem für euch! Darin seid ihr schon Profis. Wofür ihr NICHT bereit seid, ist der wundervolle Teil. NICHTS kann einen darauf vorbereiten, wie großartig es sein wird. Das kann man nicht üben. Ihr werdet so glücklich sein, dass es euch das Hirn wegbläst. Schon mal Glücksgefühle gehabt? Haha. Etwas Geheimnisvolles erlebt? LOL. Gestaunt? Hau ab! Ihr steht kurz davor, etwas Magisches und Neues zu entdecken, wofür es keine Anleitung gibt. Rein gar keine! Seid ihr bereit? Natürlich nicht! Ach, und lasst mich bitte babysitten, sobald ihr dann endlich so weit seid, jemand anderen euren süßen kleinen Brocken halten zu lassen! Das erste Mal ist umsonst, danach fünfzehn Pfund die Stunde.«

Diese Ansprache eignet sich besonders gut für werdende Väter, weil sie in der Regel nervöser sind als die werdenden Mütter. Was nachvollziehbar ist, da sie nicht seit zehn oder mehr Jahren ihre Periode bekommen und auch nicht vierzig Wochen lang schwanger waren. Außerdem hat die Gesellschaft es erst 2013 legalisiert, dass Männer über ihre Gefühle sprechen dürfen.

Während also die meisten, die sagen: »Alles passiert aus einem bestimmten Grund«, von mir aus bleiben können, wo der Pfeffer wächst, weite ich meine Gefühle in Bezug auf die Geburt nur zu gern bis auf den Tod aus, das zweite große Ereignis, das wir alle erleben dürfen. Wir wissen nicht, was passieren wird, und das müssen wir auch nicht. Lass dich einfach darauf ein, Baby! Wäre es nicht (buchstäblich) cool, dann würden es doch nicht alle machen. Der Tod ist eine Brücke. Und genau wie ein Neugeborenes ein Päckchen mit geheimem Wissen mitbringt, das man sonst nirgendwo erhält, wird man auch erst erfahren, was sich auf der anderen Seite der Brücke befindet, wenn man dazu bereit ist (und tot).

Trotzdem machte ich mir Sorgen um Henrys Brüder. Ich machte mir Sorgen, dass Henrys Tod sie für immer verkorksen würde. Ich rief meinen Freund Todd an, der in seiner Kindheit furchtbar

Tragisches erlebt hatte. Als er noch sehr klein war, überflutete der Keller in seinem Haus, und als sein Vater hinunterging, um zu versuchen, es wieder in Ordnung zu bringen, wurde er durch einen Stromschlag getötet. Seine Mutter heiratete nach einer Weile wieder, und Todd nahm seinen Stiefvater so weit an, dass er Dad zu ihm sagte. Dann starb sein zweiter Vater an Krebs. All das geschah, noch bevor Todd sechs Jahre alt war. Todd ist einer der gütigsten und sensibelsten Menschen, die ich kenne, verheiratet und liebevoller Vater zweier wunderbarer Mädchen. Er ist auch nur ein Mensch und hat sicherlich Probleme wie jeder andere, aber er ist bestimmt nicht das, was man sich unter »verkorkst« vorstellen würde. Ich bat ihn um Rat zu meinem Umgang mit Eugene und Oscar nach Henrys Tod. Er erzählte mir, dass er und seine Mutter nach dem Tod seines zweiten Vaters ein kleines Team gewesen waren. Sie kümmerten sich umeinander und hatten sich lieb und wertschätzten sich, und über die Jahre war genau das entscheidend. Er fand, Leah und ich müssten nicht perfekt sein; wir sollten einfach die Jungs in den Arm nehmen und für sie da sein und auf unser Herz hören, solange sie uns baten, einfach bei ihnen zu sein und sie zu drücken.

Ein anderer Freund von mir, Pat, war neun, als sein Bruder Sean starb. Sean wurde mit einem Herzfehler geboren und lag ein Jahr lang bis zu seinem

Tod im Krankenhaus. Pat erzählte mir, dass seine Eltern am Boden zerstört waren. Er fand, Leah und ich seien da viel weiter, allein schon, weil wir uns fragten, wie es den Großen ging und wie sie nun weitermachen würden. Am besten veranschaulicht Pats hervorragende Qualitäten als Mensch und als Freund, dass er direkt nach Henrys erster OP für ein paar Tage zu uns flog und Henry kennenlernte, was mir viel bedeutete.

Das passt auch dazu, wie UNGLAUBLICH gut Pat sich um mich kümmerte, nachdem ich damals, 2002, sturzbesoffen mit dem Auto in ein Gebäude der Stadtwerke von Los Angeles gerast war. Er begleitete mich vor Gericht, fuhr mich zu OPs und, eine Tat, die in die Ruhmeshalle lebenslanger Freundschaften gehört, holte eigenhändig meinen gesamten Krempel aus meiner Wohnung und lagerte ihn ein, während ich im Entzug und anschließend im Wohnheim war. Da ich mir bei meinem Unfall beide Arme gebrochen hatte, konnte ich ihm nicht einmal dabei helfen. Man könnte möglicherweise argumentieren, dass Pat für seine Investition in mich reichlich belohnt wurde, da ich sofort nach dem Unfall trocken wurde und inzwischen seit über zwanzig Jahren trocken bin – aber machte er sich Gedanken, ob er seine Zeit für ein reueloses Stück Dreck vergeudete? Pat, warum bist du so ein guter Mensch? Es ist mir eine Freude, hier festzuhalten, wie dankbar ich dafür bin, dich in meinem Leben zu haben.

Der Ratschlag von Todd und Pat lautete also, unsere Jungs zu lieben und für sie da zu sein. Zum Glück hatten wir das schon die ganze Zeit über getan. Bei allem, was mit Henry passierte, bin ich am dankbarsten dafür, dass Leah und ich von Anfang an wussten, dass wir uns keine Scheuklappen aufsetzen und uns nur noch auf Henry konzentrieren durften. Wir mussten auch Eugene und Oscar unsere Liebe schenken und für sie sorgen, und – UND! – wir mussten die Liebe zwischen uns aktiv pflegen und uns um unsere Ehe kümmern.

16

Manchmal, wenn wir im Krankenhaus waren, sah ich die Eltern der anderen todkranken Kinder an und dachte: »Oh Mann, wie furchtbar. Sie sitzen hier auf der verdammten Krebsstation, weil ihr Kind krank ist und womöglich stirbt? Ihr Baby? Himmel …«

Sie sahen so müde und traurig aus, wie Geister. Ich wollte etwas tun, wollte ihnen helfen.

Dann fiel mir wieder ein, weshalb ich selbst dort war. Ich musste mich daran erinnern. Das muss ich immer noch.

Unser kleiner Junge wurde krank.

Wir besuchten eine Menge Ärztinnen und Ärzte, um herauszufinden, was ihm fehlte.

Wir fanden es heraus.

Es war sehr, sehr schlimm.

Es wurde noch schlimmer.

Und dann starb er.

Und jetzt ist er tot.

Ich muss mich immer noch daran erinnern.

Ich werde Henry nie wieder sehen. Es gibt kein tatsächliches Paradies, in dem er auf mich wartet, und darüber bin ich froh. Über die Jahrhunderte hinweg stelle ich es mir ziemlich langweilig vor, für ihn und für mich. Für euch auch. Stattdessen hege ich die Vermutung, dass ich ein Glas Wasser bin, und wenn ich sterbe, wird der Inhalt meines Glases in den gleichen riesigen Ozean gegossen, in den Henrys Glas gegossen wurde, und wir werden uns bis in alle Ewigkeit miteinander vermischen. Wir werden nicht wissen, wer wer ist. Und eines Tages werdet auch ihr dort hineingegossen.

Spider and I sit watching the sky
On a world without sound
We knit a web to catch one tiny fly
For our world without sound
We sleep in the mornings
We dream of a ship that sails away
A thousand miles away.

»Spider and I«, Brian Eno

Dank

Unzählige Menschen waren Henry und meiner Familie, während er lebte und auch nach seinem Tod, zugetan. Menschen, die eine enorme und unauslöschliche Wirkung auf sein und unser Glücklichsein hatten. Und viele darunter werden in diesem Buch nicht erwähnt. Auch für eine Auflistung hier sind es zu viele. Freundinnen und Freunde, die uns regelmäßig besuchten, manche darunter sogar nach einem strikten Plan. Menschen, die Henry vorlasen und mit ihm spielten, viele, viele Male. Die uns immer wieder bekochten, wenn wir zwischen Krankenhaus und unserer Wohnung pendelten. Es tut mir leid, dass ich nicht jede einzelne Person im Buch aufnehmen konnte, doch ich hoffe, dass mein persönlicher Dank und meine Umarmungen und Küsse ihnen vermittelt haben, wie verbunden ich ihnen bin. Wenn es euch berührt hat, welche Liebe und Güte meiner Familie in diesem Buch zuteilwird, solltet ihr wissen, dass ihr hier lediglich die Spitze eines prachtvollen Giganten von Eisberg gesehen habt.

Herausgestellt für meinen Dank sei meine Frau Leah. Nicht nur für all die ehrfurchteinflößenden Dinge, die ihr über sie in diesem Buch erfahren habt, sondern auch dafür, dass sie die ersten Entwürfe gelesen und das Endprodukt enorm verbessert hat. Leah hat viele Facetten, und eine davon ist, dass sie eine brillante Leserin ist, die etwas von ihrer Sache versteht.

Mein lebenslanger Freund Jon Santer half mir ebenfalls dabei, den Fokus des Buches zu finden, und verlieh mir das Selbstbewusstsein, Passagen wegzulassen, die auch in jedem anderen Buch hätten stehen können, nicht aber unbedingt in diesem speziellen Buch vorkommen mussten.

Ich bin stolz, sagen zu können, dass es sich bei diesem Buch schon um den zweiten Titel handelt, den meine Verlegerin Julie Grau von mir veröffentlicht. Julie erinnert mich an die Engel aus dem Talmud, die sich über jeden einzelnen Grashalm beugen und ihm zuflüstern: »Wachse, wachse!« Danke, Julie, dass du einen Autor aus mir gemacht hast.

Ganz besonderer Dank gilt auch meiner Lektorin Harriet Poland. Ich hatte nicht vorgehabt, ein Buch über Henry zu schreiben, bis Harriet mir einen Brief schickte, in dem sie erklärte, weshalb sie das für eine gute Idee hielt. Vor allem berührte mich, dass Harriet selbst sich um ihren Vater Simon Poland gekümmert hatte, der an einem Hirntumor starb, als sie noch ein Kind war. Ich konnte mir vorstellen, dass sie mit dem nötigen Gespür und Mitgefühl an das Buch herangehen würde, und diese Vermutung stellte sich als korrekt heraus. So kann ich behaupten, dass Harriets Liebe zu ihrem Vater der Funke war, den mein Buch brauchte, um geschrieben zu werden.

www.rainbowtrust.org.uk
www.noahsarkhospice.org.uk